SEGRETI DI ALIMENTAZIONE SPORTIVA

Scopri Come l'Equilibrio tra Cibo e Allenamento Può Diventare il Tuo Alleato Più Potente nella Ricerca dell'Eccellenza Sportiva

Ubert Martucci

SOMMARIO

Capitolo 1. INTRODUZIONE alla Nutrizione Sportiva

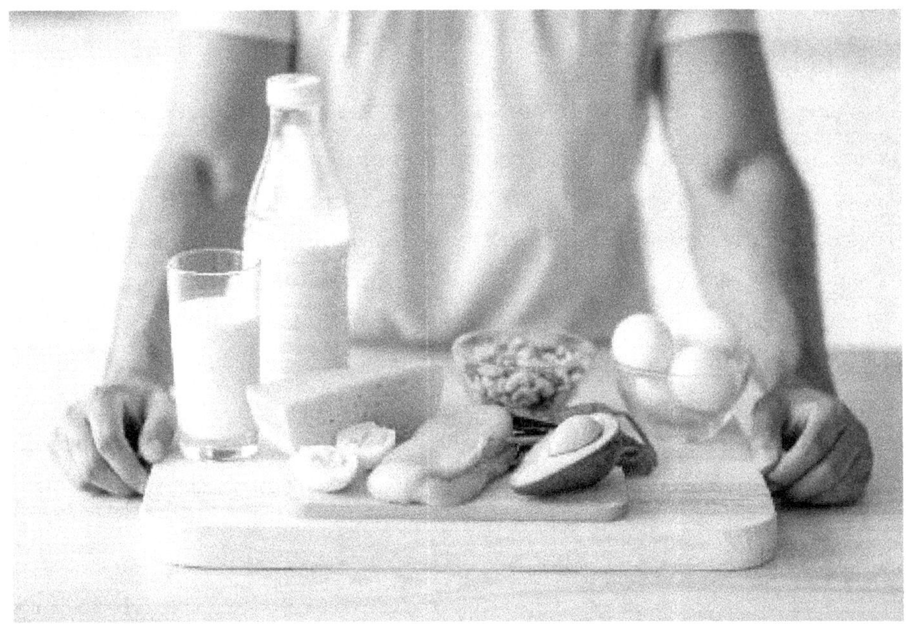

Benvenuti nel mondo affascinante della nutrizione sport Son sicuro che, entrando in questo viaggio insieme, scoprirete quanto le scelte alimentari possono trasformare non solo le vostre prestazioni atletiche, ma anche il vostro benessere generale.

Iniziamo con una domanda semplice: perché la nutrizione è così cruciale per un atleta? Pensateci un attimo. Il cibo è molto più del carburante per il nostro corpo; è la fonte di micronutrienti essenziali, di energia per la mente e di sostegno per le funzioni corporee vitali. La nutrizione, quando calibrata correttamente rispetto alle esigenze dello sport che pratichiamo, ci permette di allenarci più intensamente, recuperare più rapidamente e, naturalmente, di migliorare continuamente le nostre prestazioni in campo o in pista.

Tuttavia, non tutti gli alimenti sono uguali e non tutti gli atleti hanno le stesse esigenze. La bellezza della nutrizione sportiva sta proprio nella sua capacità di essere personalizzata. Come le tattiche in un gioco di scacchi, anche la scelta degli alimenti e dei tempi di consumazione può essere strategicamente progettata per massimizzare le prestazioni individuali.

In questo capitolo, voglio portarvi alla scoperta delle basi della nutrizione sportiva. Esploreremo non solo le fondamenta scientifiche ma anche l'applicazione pratica di queste conoscenze. Vi immergerete nei concetti di macronutrienti e micronutrienti — comprendendo il loro ruolo imprescindibile nella dieta dell'atleta — e capirete come ogni molecola di cibo possa impattare sul vostro corpo e sulle vostre prestazioni.

Ricordate, ogni boccone è un passo verso il vostro prossimo record personale, ogni scelta alimentare può essere quel dettaglio che fa la differenza tra essere semplicemente in forma e superare i vostri limiti. Prepariamoci a approfondire questi concetti fondamentali, e a costruire insieme il vostro piano per l'eccellenza sportiva.

1.1 L'IMPORTANZA DELLA NUTRIZIONE NELLE PRESTAZIONI ATLETICHE

Immaginiamo un atleta come una macchina raffinata, un modello ad alte prestazioni. Ogni dettaglio, dal design all'assemblaggio, è studiato per garantire prestazioni eccezionali. Ora, indipendentemente dalla perfezione del design, se alimentate questa macchina con il carburante sbagliato, la sua performance sarà inevitabilmente inferiore alle aspettative. Allo stesso modo, un atleta può essere ben preparato, tecnicamente eccellente e mentalmente in forma, ma senza la corretta alimentazione, il suo corpo non potrà mai funzionare al meglio.

La nutrizione sportiva va ben oltre il concetto di mangiare sano; si tratta di come, quando e cosa mangiare per ottimizzare ogni aspetto delle prestazioni fisiche. Ciò include il potenziamento dell'energia, il controllo dell'infiammazione, la gestione del peso, il miglioramento del recupero e molto altro. In questo contesto, comprendere l'importanza della nutrizione nelle prestazioni atletiche diventa essenziale per ogni atleta che mira alla eccellenza.

Un Carburante per Ogni Fase

Ogni fase dell'attività fisica - preparazione, performance e recupero - ha specifiche esigenze nutrizionali. Prima dell'allenamento, l'obiettivo è massimizzare le riserve di energia con cibi facilmente digeribili che non provocano disagio. Durante l'esercizio, mantenere l'equilibrio elettrolitico e l'idratazione è critico, così come fornire energia in modo costante, specialmente in sport di resistenza. Il post-allenamento, d'altra parte, è il momento di recuperare, ricostruire i tessuti danneggiati, e ripristinare le riserve energetiche.

Questo non deve far pensare a rigide formule magiche o a diete ultra-complesse. Le moderne ricerche in nutrizione sportiva tendono piuttosto ad enfatizzare la flessibilità e l'adattabilità individuale. Ciò che funziona per un atleta in una disciplina può essere completamente inappropriato per un altro in uno sport differente. Ecco perché la personalizzazione diventa una chiave di volta nella dieta di chi pratica sport a livelli competitivi.

La Scienza dietro il Timone

Avanzamenti scientifici hanno approfondito il nostro comprendonio di come sostanze nutritive specifiche influenzano il corpo umano. Carboidrati, proteine, grassi, vitamine, minerali, e acqua, ciascuno ha un ruolo speciale. I carboidrati, per esempio, sono il carburante primario durante la maggior parte delle attività ad alta intensità, mentre le proteine sono essenziali per la riparazione e la crescita muscolare. I grassi, spesso ingiustamente demonizzati, sono fondamentali per le prestazioni di resistenza e per le funzioni vitali dell'organismo.

Ma come possiamo tradurre questa conoscenza in pratica quotidiana? È qui che entra in gioco il cosiddetto "timing nutrizionale". Non si tratta solo di cosa e quanto mangiare, ma anche di quando mangiare. Timing appropriato può infatti migliorare le prestazioni, ottimizzare il recupero, e persino influenzare positivamente il ritmo circadiano dell'atleta, potenziando così la sua regolazione ormonale e metabolica.

Integrazione: Ciliegina sulla Torta o Fondamentale?

Molto spesso, gli atleti si rivolgono agli integratori per migliorare le loro prestazioni. Questo dovrebbe essere fatto con cautela e consapevolezza. Gli integratori possono giocare un ruolo nel colmare eventuali deficit nutrizionali o nel fornire nutrienti chiave in momenti critici, come nelle immediate ore di recupero. Tuttavia, essi non possono e non devono sostituire una dieta varia e equilibrata. La chiave è scegliere prodotti basati sulla scienza, testati e sicuri, e integrarli in un piano nutrizionale ben orchestrato.

Oltre il Cibo

Consideriamo anche l'impatto psicologico della nutrizione. Una dieta bilanciata non solo modifica la chimica del corpo, ma agisce anche sullo stato mentale. Un atleta che mangia correttamente è spesso un atleta più concentrato, meno ansioso e mentalmente resiliente. Inoltre, la sicurezza di essere supportati da una solida strategia nutrizionale può aumentare la fiducia in se stessi e l'approccio mentale verso la competizione.

Verso un Futuro Sostenibile

In ultima analisi, una prospettiva sostenibile della nutrizione sportiva deve essere promossa. Questo significa considerare l'impatto ambientale delle scelte alimentari, così come la loro sostenibilità economica e sociale. Un piano nutrizionale che rispetta l'ambiente e le risorse globali può contribuire non solo alla salute dell'atleta, ma anche al benessere dell'intera società.

In sintesi, la nutrizione è un pilastro fondamentale nelle prestazioni sportive che va ben oltre il semplice atto di "mangiare bene". È una scienza, un'arte e una necessità, tesa non solo a migliorare le mere prestazioni, ma a potenziare l'intero essere. Attraverso una strategia nutritiva informata e personalizzata, ogni atleta può aspirare a raggiungere e mantenere il picco delle sue capacità, trasformando il cibo in un vero alleato nel percorso sportivo e nella vita quotidiana.

Entrare nel dettaglio dei macronutrienti significa esplorare il cuore pulsante dell'alimentazione sportiva. Carboidrati, proteine e grassi sono i pilastri sui quali si costruiscono le prestazioni di ogni atleta, ciascuno con un ruolo specifico e indispensabile. La comprensione profonda di come funzionano, come interagiscono con il nostro organismo e in che modo possono essere bilanciati nella dieta giornaliera è fondamentale per permettere agli atleti di competere al meglio delle loro possibilità.

I Carboidrati: La Benzina per l'Eccellenza

I carboidrati sono spesso visti come il carburante per eccellenza per gli atleti, specialmente quelli coinvolti in sport che richiedono una grande spesa energetica. Ma perché sono così importanti? Semplice: i carboidrati sono la fonte di energia più facilmente accessibile per il corpo durante l'attività fisica intensa. Una volta consumati, i carboidrati vengono convertiti in glucosio, il quale viene poi utilizzato per produrre ATP, la moneta energetica del nostro corpo, attraverso un processo conosciuto come glicolisi.

Ma non tutti i carboidrati sono creati uguali. Esistono carboidrati semplici, veloci da digerire e che offrono un rilascio immediato di energia, e carboidrati complessi, che invece forniscono un flusso più costante e prolungato di energia. La scelta tra un tipo e l'altro dipende molto dalle esigenze dell'allenamento e dalle caratteristiche specifiche dello sport praticato. Ad esempio, un corridore di maratona potrebbe beneficiare di una combinazione strategica di entrambi per mantenere un livello energetico ottimale lungo tutto il percorso.

Le Proteine: I Mattoni del Corpo

Se i carboidrati sono il combustibile, le proteine sono i mattoni. Essenziali per la riparazione e la costruzione dei tessuti muscolari, le proteine sono fondamentali in ogni dieta sportiva, soprattutto per chi pratica disciplini di forza come sollevamento pesi o bodybuilding. Ogni volta che un atleta si allena, i tessuti muscolari subiscono piccoli danni (microtraumi) che devono essere riparati e rafforzati durante il recupero. E qui entrano in gioco le proteine.

Non solo servono a riparare i danni, ma sono anche cruciali per la crescita muscolare, la regolazione del metabolismo e anche per la produzione di ormoni e enzimi. Una corretta assunzione di proteine non è solo questione di quantità, ma anche di qualità e timing. Fonti di proteine di alta qualità, come carni magre, pesce, uova e legumi, forniscono un'ampia varietà di aminoacidi essenziali, che il nostro corpo non può sintetizzare da solo.

I Grassi: Un Nutriente Fondamentalmente Sottovalutato

Spesso ingiustamente demonizzati nelle diete sportive, i grassi hanno un ruolo molto più importante di quanto comunemente creduto. Non sono solo una riserva di energia da utilizzare quando le scorte di carboidrati si esauriscono, ma sono anche vitali per l'assorbimento delle vitamine liposolubili e per la produzione di ormoni. I grassi sani, come quelli presenti nell'olio di oliva, nei frutti di mare e nelle noci, forniscono acidi grassi essenziali come l'omega-3, che hanno dimostrato benefici anti-infiammatori e che migliorano la salute cardiovascolare.

Una corretta gestione dell'assunzione di grassi, soprattutto in relazione al timing e al tipo scelto, può fare la differenza nel modo in cui un atleta si allena e si recupera. Per esempio, consumare grassi troppo vicino a un allenamento può rallentare la digestione e quindi ridurre l'efficacia dell'allenamento stesso, mentre incorporarli correttamente nei pasti può migliorare l'efficienza energetica e il benessere generale.

Bilanciare i Macronutrienti: Una Questione di Equilibrio

La gestione dei macronutrienti nella dieta di un atleta non è una scienza esatta e cambia da individuo a individuo. Fattori come il tipo di sport, l'intensità e la durata dell'allenamento, il sesso, l'età e anche preferenze personali giocano tutti un ruolo cruciale nella definizione dell'apporto ideale di carboidrati, proteine e grassi.

Il vero compito del nutrizionista sportivo, o dell'atleta informato, non è quindi solo conoscere i ruoli specifici di ciascun macronutriente, ma anche saperli bilanciare in modo che lavorino insieme per sostenere non solo le prestazioni sportive, ma anche una salute ottimale a lungo termine. Questo significa spesso sperimentare, monitorare, e aggiustare la dieta in base ai feedback del corpo e ai risultati ottenuti.

Conclusione

In definitiva, carboidrati, proteine e grassi sono molto più che semplici nutrienti: sono i pilastri fondamentali su cui si costruiscono le prestazioni atletiche. Una profonda comprensione di questi macronutrienti, insieme a una strategia alimentare ben pianificata, può aiutare ogni atleta a spingersi oltre i suoi limiti, migliorando non solo le sue prestazioni sportive, ma anche la sua qualità di vita generale.

1.3 MICRONUTRIENTI E IL LORO RUOLO NELLO SPORT

I micronutrienti, tra cui vitamine e minerali, apparentemente invisibili nella nostra dieta quotidiana e margini delle nostre considerazioni alimentari, giocano ruoli chiavi altamente significativi nelle prestazioni sportive. Essi sono essenziali per una serie di processi metabolici, biochimici e fisiologici che sottostanno alla salute generale e all'abilità atletica.

Il Potere Nascosto dei Micronutrienti

Nonostante la loro presenza in quantità minime nel corpo, i micronutrienti sono indispensabili. Ogni vitamina e minerale ha una funzione specifica e, se mancanti, possono creare un tassello mancante nel puzzle della prestazione ottimale e della salute. Ad esempio, alcuni sono cruciali per la conversione del cibo in energia, altri per la riparazione dei tessuti, altri ancora aiutano a mantenere una funzionalità nervosa e muscolare efficiente, essenziali in ogni sport.

Vitamine: I Comandi Centrali del Metabolismo

Le vitamine si dividono in due categorie principali: idrosolubili (come le vitamine del gruppo B e C) e liposolubili (come le vitamine A, D, E e K). Ciascuna di queste ha ruoli ben definiti.

- **Vitamine del gruppo B**: Essenziali per la produzione di energia, le vitamine B1, B2, B3, B5, B6, B7, B9 e B12 influenzano direttamente la capacità del corpo di trasformare i nutrienti in ATP, il "carburante" che alimenta i muscoli durante l'esercizio fisico. Una carenza qui può tradursi in un calo dell'energia e della resistenza.

- **Vitamina C**: Conosciuta per il suo ruolo nel sistema immunitario, è anche un potente antiossidante che aiuta a combattere i danni dei radicali liberi prodotti durante un intenso esercizio fisico.

- **Vitamina D**: Fondamentale per la salute delle ossa e l'assorbimento del calcio, essenziale per la contrazione muscolare, la conduzione nervosa e la coagulazione del sangue.

- **Vitamine E e K**: Svolgono importanti funzioni antiossidanti e nella coagulazione del sangue, rispettivamente.

Minerali: Pilastri della Performance Fisica

I minerali, sia macro che traccia, sostengono una miriade di funzioni biologiche critiche. Calcio, magnesio, ferro, zinco e potassio, solo per citarne alcuni, sono indispensabili per un'atleta.

- **Calcio e Magnesio**: Vitali per la salute delle ossa, ma anche per il funzionamento muscolare e nervoso. Il calcio non solo rafforza le ossa ma favorisce anche una corretta contrazione muscolare. Il magnesio, a sua volta, è coinvolto in oltre 300 reazioni enzimatiche, inclusa la produzione di ATP.

- **Ferro**: Componente essenziale dell'emoglobina, il ferro aiuta il trasporto dell'ossigeno ai muscoli. Un deficit può causare affaticamento e ridurre l'efficienza dell'allenamento oltre a prestazioni povere.

- **Zinco**: Svolge un ruolo nel processo di guarigione, nella funzione immunitaria e nella sintesi proteica, tutti fattori che influenzano la ripresa dopo l'esercizio.

- **Potassio**: Cruciale per il bilancio idrico e l'elettrolita, e una sua mancanza può portare a crampi muscolari, affaticamento e disidratazione.

Sinergia e Equilibrio

L'equilibrio tra tutti questi micronutrienti è fondamentale. Non basta assumerne a sufficienza; le proporzioni corrette possono fare la differenza tra una prestazione media e una eccellente. Gli atleti dovrebbero prestare particolare attenzione all'equilibrio di ferro e zinco per la loro funzione immunitaria e a calcio e vitamina D per la salute delle ossa, specialmente in sport ad alto impatto.

Inoltre, mentre l'assunzione di alcuni micronutrienti è cruciale, un'assunzione eccessiva potrebbe essere altrettanto dannosa, portando a problematiche come la tossicità da vitamina A o disturbi del metabolismo del ferro. È qui che entra in gioco la consulenza di un nutrizionista qualificato. Egli può aiutare a bilanciare questi aspetti in base alle esigenze individuali attraverso la dieta o attraverso integrazioni mirate se necessario.

Personalizzazione Secondo Le Esigenze Individuali

Una strategia nutrizionale efficace richiede quindi una personalizzazione acuta. Ciò che funziona per un atleta in termini di assunzione di micronutrienti potrebbe non essere ottimale per un altro. Inoltre, le esigenze possono variare notevolmente in base al genere, all'età, al tipo e all'intensità dell'attività sportiva praticata. Considerare questi fattori è essenziale per la formulazione di una dieta che non solo supporti i criteri di prestazione, ma anche promuova una recuperazione ottimale e una salute duratura.

Conclusione

In sintesi, mentre i macronutrienti possono essere i protagonisti indiscussi dell'alimentazione sportiva, i micronutrienti sono i regolatori silenziosi che ottimizzano ogni aspetto della nostra prestazione e benessere fisico. Un atleta informato sa che non si tratta solo di quantità, ma di una profonda comprensione della qualità e delle proporzioni di ciò che mangia, rendendo la nutrizione sportiva una vera e propria scienza affascinante e complessa.

Capitolo 2. DEFINIRE i Propri Obiettivi e Personalizzare il Piano Alimentare

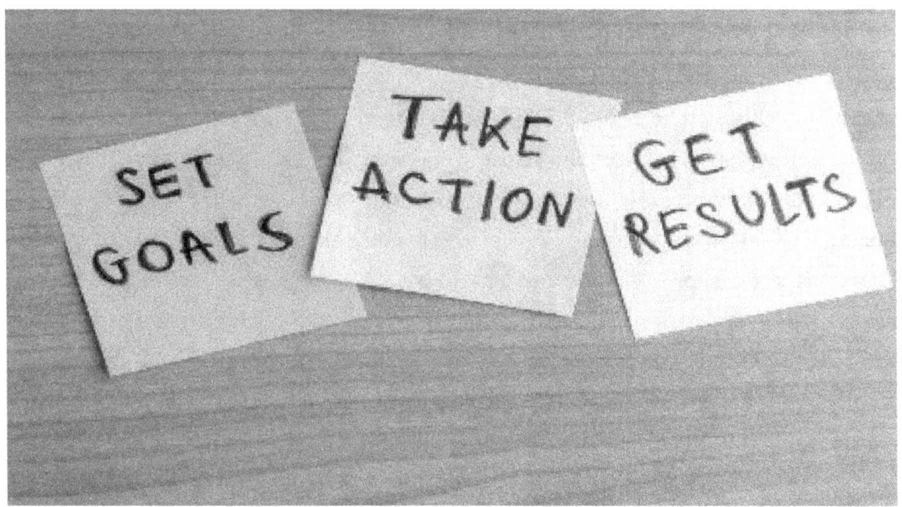

Nel mondo dello sport, come nella vita, definire obiettivi chiari è il primo passo per trasformare l'aspirazione in realtà. Un obiettivo ben definito funge da bussola che guida ogni decisione e ogni azione. Quando applichiamo questo principio all'alimentazione sportiva, la creazione di un piano alimentare personalizzato diventa fondamentale per massimizzare le prestazioni atletiche e il benessere complessivo.

Ma come si struttura un piano alimentare che non solo rispecchia, ma anche potenzia le nostre capacità e obiettivi sportivi? Innanzitutto, è essenziale partire da una valutazione sincera delle proprie abitudini alimentari attuali. Osservare senza giudizio le scelte quotidiane può spesso rivelare pattern non ottimali che, una volta riconosciuti, si offrono come opportunità per incrementare drasticamente la nostra energia e efficienza fisica.

Successivamente, imparare a calibrare il fabbisogno calorico con precisione chirurgica è un'arte che ogni sportivo dovrebbe padroneggiare. Non si tratta solo di contare le calorie, ma di comprenderne la qualità e il timing: quando e come questi nutrienti sono introdotti nel nostro corpo possono fare la differenza tra un allenamento mediocre e uno straordinario.

Infine, la personalizzazione del piano alimentare non è un atto isolato, ma una sinfonia di scelte quotidiane orientate al raggiungimento dei nostri obiettivi sportivi. Una dieta che funziona per un maratoneta potrebbe non essere ideale per un sollevatore di pesi. Ogni disciplina sportiva richiede un equilibrio nutrizionale specifico per poter eccellere.

Questo capitolo è un invito a intraprendere un viaggio di auto scoperta e di ottimizzazione. È un percorso che richiede impegno, sperimentazione e adattamento, ma ricordate, l'equilibrio perfetto tra cibo e allenamento non è un mito irraggiungibile. È una realtà alla portata di chiunque sia disposto a dedicarsi con passione alla propria nutrizione quanto si dedica alla sua disciplina sportiva.

2.1 VALUTARE LA DIETA E LE PRESTAZIONI ATTUALI

Esplorare e comprendere le proprie abitudini alimentari attuali è il fondamento su cui costruire qualsiasi progresso significativo nella nutrizione sportiva. Non si può seminare qualità senza riconoscere il terreno su cui stiamo lavorando. Allo stesso modo, valutare in modo accurato la dieta e le prestazioni attuali permette di identificare quale fertilizzante utilizzare per incrementare la crescita e quali erbacce estirpare.

Immagina la tua alimentazione come una fotografia a lunga esposizione della tua vita: ciascun pasto contribuisce a formare un'immagine complessiva che può rivelare molto sul tuo benessere e sulle tue performance atletiche. Da qui, la necessità di un'analisi senza pregiudizi e accurata delle tue routine alimentari e dei risultati sportivi correnti.

Come Iniziare la Valutazione

Il primo passo consiste nell'osservazione: per una o due settimane, documenta tutto ciò che mangi e bevi, senza modificare le tue abitudini per la "presenza del diario alimentare". La chiave è la sincerità, non la perfezione. Utilizza un'app di tracking nutrizionale o un semplice quaderno.

Parallelamente, annota le tue prestazioni sportive. Quanti chilometri sei riuscito a correre? Quanto peso sei stato in grado di sollevare? Qual è stato il tuo livello di energia durante e dopo l'esercizio? Domande come queste ti aiuteranno a correlare diretta o indirettamente la dieta alle tue prestazioni. Questo metodo riflette la realtà del tuo stile di vita e mostra come la tua alimentazione influenzi direttamente le tue capacità fisiche.

Analisi Dei Dati

Esaminate ora i vostri dati raccolti. Cercate modelli o correlazioni. Forse scoprirete che nei giorni in cui consumi un pasto più equilibrato, le tue prestazioni migliorano. O potresti notare una tendenza alla stanchezza nei giorni in cui predomina un certo tipo di alimento. Questo è il momento per interrogarti: "Cosa funziona?" e "Cosa potrebbe migliorare?". Un'attenzione particolare deve essere data ai macronutrienti — carboidrati, proteine e grassi. Gli sportivi hanno necessità nutrizionali diverse a seconda del loro livello di attività e degli obiettivi sportivi. Una dieta ricca di carboidrati potrebbe essere fantastica per un maratoneta, ma eccessiva per un sollevatore di pesi focalizzato sul guadagno muscolare magro.

Collegare l'Analisi Con Le Prestazioni Sportive

Ora prendi i dati sulle tue prestazioni. Questi, insieme alla tua analisi alimentare, ti aiuteranno a vedere chiaramente se stai nutrendo il tuo corpo nel modo giusto per supportare i tuoi obiettivi sportivi. Non è raro scoprire che piccoli aggiustamenti possono portare a miglioramenti significativi. Ad esempio, aumentare l'assunzione proteica e ridurre i carboidrati semplici potrebbe avere un impatto visibile sulla tua prestazione in allenamenti di forza e resistenza.

Autovalutazione Delle Sensazioni Fisiche e Mentali

La dieta influisce non solo sulle prestazioni fisiche ma anche sul benessere mentale e emotivo. Durante il periodo di osservazione, rifletti anche su come ti senti generalmente. L'alimentazione ha effetti diretti sull'umore, sulla capacità di concentrazione e sulla resistenza mentale — tutte componenti cruciali per gli atleti.

Cosa Fare Se Emergono Problemi

Se, per esempio, noti episodi frequenti di stanchezza, potrebbe essere necessario esaminare il tuo apporto di ferro, vitamine del gruppo B o livelli di idratazione. In questo caso, potrebbe essere utile consultare un nutrizionista sportivo che può offrire un'analisi più profonda e personalizzata.

Azioni Prossime

Alla fine di questa fase di valutazione, sarai equipaggiato con potentissime informazioni su te stesso come atleta e come persona. Ora decidi: quali abitudini sono già allineate con gli obiettivi che desideri raggiungere e quali necessitano di modifiche? Quali piccoli cambiamenti potresti sperimentare nelle prossime settimane per vedere un impatto?

Conclusione dell'Analisi

Nel complesso, questo processo di valutazione non si tratta di giudizio, ma di apprendimento. Inizia apprezzando i punti di forza della tua dieta attuale e riconoscendo che ogni persona ha un percorso individuale verso la salute e le prestazioni ottimali.

Questo approccio consapevole e analitico alla tua alimentazione e alle tue prestazioni ti prepara non solo a raggiungere i tuoi obiettivi, ma anche a superare i limiti di ciò che pensavi fosse possibile. Nel prossimo step, prenderemo tutte queste informazioni e le utilizzeremo per costruire un piano alimentare che ti porterà, pasto dopo pasto, verso la tua versione più performante.

2.2 DETERMINARE IL FABBISOGNO CALORICO

Uno degli aspetti fondamentali della nutrizione sportiva è la capacità di determinare con precisione il fabbisogno calorico giornaliero. Questo valore non è semplicemente un numero da raggiungere; è una guida che orienta ogni scelta alimentare verso l'obiettivo di ottimizzare le prestazioni fisiche e il recupero. L'approccio non è universale: ciò che funziona per un ciclista impegnato nel Tour de France può essere eccessivo per un appassionato di yoga. Capire il proprio specifico fabbisogno calorico è quindi un passo indispensabile.

Iniziamo col considerare che il fabbisogno calorico è influenzato da numerosi fattori: età, sesso, peso, altezza e il livello di attività fisica. Ogni atleta, in base alla propria disciplina e intensità di allenamento, avrà esigenze caloriche distintamente differenti.

Comprendere il Metabolismo Basale

Il punto di partenza per determinare il fabbisogno calorico è il Metabolismo Basale (MB), ossia l'energia che il tuo corpo richiede per mantenere le funzioni vitali a riposo. Questo comprende attività come respirare, mantenere la temperatura corporea e il battito cardiaco. Ci sono diverse formule per calcolare il MB, e tra queste, la formula di Harris-Benedict è una delle più utilizzate. Essa modifica i parametri in base al sesso, prendendo in considerazione peso, altezza e età.

Calcolare il MB fornisce una stima delle calorie minime necessarie quotidiane. Tuttavia, per un atleta, questa è solo una parte dell'equazione totale delle calorie necessarie.

Aggiungere il Fattore Attività

Dopo aver determinato il MB, il passo successivo è includere il livello di attività fisica. Questo si fa moltiplicando il MB per il Fattore di Attività Fisica (FAP), che varia a seconda della frequenza, dell'intensità e della durata dell'esercizio. Esistono varie scale per misurare il FAP, da sedentario a estremamente attivo. Ogni livello ha un multiplo che si applica al MB per riflettere l'energia consumata durante l'attività fisica.

Questo calcolo darà una stima più accurata del fabbisogno calorico giornaliero che incorpora sia il mantenimento delle funzioni basali sia l'energia spesa durante l'attività fisica.

Considerare il Ruolo dell'Allenamento

Ogni tipo di allenamento ha un impatto specifico sul fabbisogno calorico. Ad esempio, gli sport di resistenza come la maratona o il ciclismo lungo dureranno di più e consumeranno più energia rispetto a sport di intensità breve ma alta come il sollevamento pesi. Inoltre, l'intensità e la durata dell'allenamento possono variare notevolmente all'interno dello stesso sport a seconda del livello di preparazione o della fase del programma di allenamento.

L'Importanza delle Variazioni Individuali

Due atleti con caratteristiche fisiche simili e lo stesso regime di allenamento potrebbero comunque avere fabbisogni calorici diversi. Variabili come il metabolismo individuale, l'efficienza energetica e altre condizioni mediche o biologiche possono influenzare il numero di calorie necessarie. Di conseguenza, benché le formule e i calcolatori di calorie forniscano un buon punto di partenza, affinare queste stime con l'esperienza personale e, se possibile, con il supporto di un nutrizionista, può fare una grande differenza.

Monitoraggio e Regolazione

Determinare il fabbisogno calorico è un processo dinamico. Con il cambiamento delle routine di allenamento, del peso corporeo o anche delle condizioni climatiche, cambieranno anche le esigenze caloriche. Mantenere un diario alimentare dettagliato e osservare come il tuo corpo risponde agli aggiustamenti della dieta può aiutarti a perfezionare ulteriormente la tua assunzione calorica.

Conclusioni energiche, il fabbisogno calorico non è un numero statico ma un valore dinamico che richiede attenzione e aggiustamenti regolari. Con una comprensione solida dei principi di base e un approccio personalizzato, puoi utilizzare questa conoscenza per alimentare il tuo corpo in modo ottimale, sostenendo sia la performance che il recupero.

In definitiva, la capacità di sincronizzare l'energia consumata con l'energia spesa, valutando continuamente e adattando il tuo piano alimentare, non solo ottimizzerà le tue prestazioni sportive, ma promuoverà anche un benessere generale duraturo. Questo equilibrio è l'arte della nutrizione sportiva, e con la giusta dedizione, diventerà una seconda natura nella tua quotidianità atletica.

2.3 CREARE UN PIANO ALIMENTARE PERSONALIZZATO

Creare un piano alimentare personalizzato che risponda efficacemente alle esigenze di un atleta non è meno complesso della pianificazione di un programma di allenamento: entrambi richiedono una riflessione accurata, impegno continuo e una certa dose di sperimentazione personale. La personalizzazione del piano alimentare diventa quindi un processo dinamico e altamente individuale, costruito su una solida base di auto-conoscenza e flessibilità.

Conosci Te Stesso

Prima di impastare le informazioni nutrizionali in un piano alimentare, è essenziale avere una limpida comprensione delle proprie abitudini, preferenze, e soprattutto, delle proprie necessità nutrizionali. Porsi domande fondamentali come "Quali sono i miei obiettivi sportivi a breve e lungo termine?" e "Come reagisce il mio corpo a diversi tipi di alimenti?" ti fornirà le linee guida necessarie per iniziare a cucire su misura il tuo regime alimentare.

L'Arte di Bilanciare i Macronutrienti

Il corretto bilanciamento dei macronutrienti — carboidrati, proteine e grassi — è cruciale. Ogni sport e ogni persona ha esigenze diverse: per esempio, mentre un atleta di resistenza può beneficiare di una maggiore percentuale di carboidrati, un culturista potrebbe necessitare di un apporto proteico maggiore per favorire l'ipertrofia muscolare.

Non Dimenticare i Micronutrienti

Spesso si tende a concentrarsi sui macronutrienti, ma i micronutrienti, come vitamine e minerali, svolgono ruoli altrettanto vitali nell'ottimizzazione delle prestazioni e della salute generale. Una carenza, anche lieve, può compromettere seriamente sia le prestazioni che il recupero.

Calibra il Timing dei Nutrienti

Il timing con cui introduci nutrienti nel tuo corpo può influenzare significativamente le tue prestazioni e il recupero. Organizzare i pasti intorno agli allenamenti diventa fondamentale: consumare carboidrati e proteine prima dell'esercizio può fornire l'energia necessaria per un allenamento efficace, mentre assumerli dopo aiuta a ripristinare le scorte energetiche e a riparare i tessuti muscolari.

Ascolta il Tuo Corpo

Mantenere un dialogo aperto con il proprio corpo è essenziale. Nessuno meglio di te può interpretare i segnali che il tuo corpo invia. Se dopo aver apportato una modifica al tuo piano alimentare ti senti continuamente stanco, irritabile o svogliato, potrebbe essere un indicativo che qualcosa non sta funzionando come dovrebbe.

Sii Consistente, Ma Pronto a Modificare

La consistenza è la chiave per qualsiasi regime alimentare, ma ciò non significa rigidità. Un approccio sperimentale, assecondando le reazioni del tuo corpo e le variazioni delle tue esigenze sportive, ti permetterà di fare aggiustamenti mirati e tempestivi.

Monitora e Regola

Registra i tuoi progressi nutrizionali e atletici in un diario o app specifica. Analizzare dati come peso, percentuale di grasso corporeo, sensazioni generali e prestazioni ti permetterà di effettuare aggiustamenti informati, incrementando l'efficacia del tuo piano alimentare.

Crea Abitudini Piacevoli

Il cibo deve essere piacevole. Se il tuo piano alimentare diventa un fardello o ti priva del piacere di mangiare, è improbabile che tu possa mantenere quell'impegno nel lungo termine. Includere nel piano pasti gustosi, che rispecchino le tue preferenze personali, aumenterà la tua soddisfazione e aderenza al regime nutrizionale.

La Sfida della Preparazione

Preparare i pasti in anticipo può semplificare enormemente la tua routine alimentare, specialmente con ritmi di vita frenetici. Dedicare alcune ore alla preparazione dei pasti durante il weekend può liberare spazio durante la settimana per focus, allenamenti e riposo.

Coinvolgi un Professionista

Nonostante l'auto-osservazione e l'autoregolazione siano fondamentali, a volte l'intervento di un esperto può fare la differenza. Un nutrizionista sportivo può offrire un'analisi dettagliata e personalizzata, e aiutarti a navigare situazioni più complesse che potrebbero risultare difficili da gestire autonomamente.

Conclusione: Il Tuo Piano, La Tua Performance

Ogni elemento del tuo piano alimentare dovrebbe servire un proposito ben definito: sostenere il tuo corpo e la tua mente nell'aspirazione verso l'eccellenza sportiva. Non esistono soluzioni universali; il piano perfetto è quello che funziona per te, plasmato dalle tue esigenze, le tue esperienze e i tuoi obiettivi.

Con questo approccio personalizzato e dettagliato alla nutrizione, puoi costruire non solo un fisico più forte e più performante, ma anche un profondo senso di connessione con il tuo corpo che ti permetterà di spingerti oltre i limiti con fiducia e salute.

Capitolo 3. Ottimizzare le Prestazioni: Resistenza, Forza e Velocità

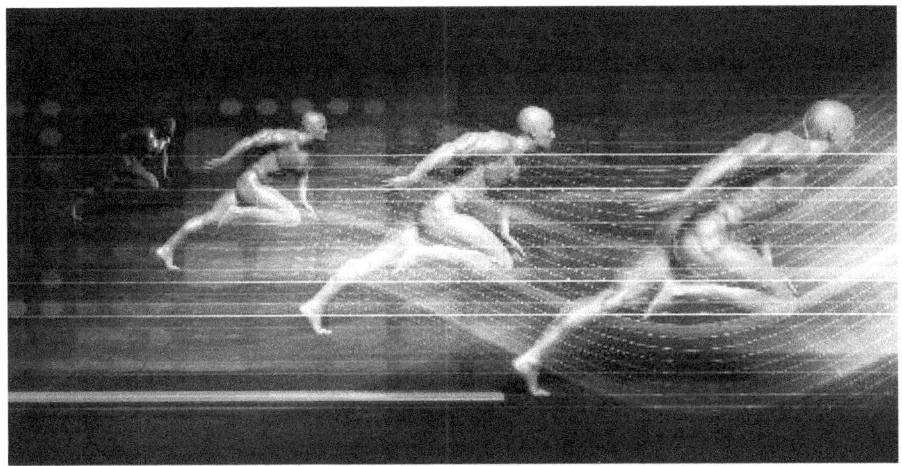

Benvenuti in una delle parti più vitali della vostra trasformazione atletica: l'ottimizzazione delle prestazioni. Questo capitolo vi guiderà attraverso i segreti di una corretta alimentazione mirata a migliorare tre aspetti fondamentali per ogni atleta: resistenza, forza e velocità.

Pensate alla nutrizione come a un raffinato direttore d'orchestra che coordina i movimenti precisi di ogni strumento; il corpo umano, in perfetta simbiosi di muscoli e mente, risponde agli stimoli della giusta alimentazione con prestazioni che si superano di giorno in giorno. Si tratta di capire cosa, quando e quanto mangiare per supportare la rigenerazione muscolare, la resistenza prolungata e l'esplosività richiesta in varie discipline sportive.

La resistenza non è solo una questione di poter correre o pedalare per chilometri infiniti. È anche la capacità di mantenere un alto livello di prestazione nel tempo. Gli alimenti ricchi di carboidrati complessi e un adeguato apporto di fluidi saranno i vostri alleati per conseguire traguardi che sembravano irraggiungibili.

La forza, invece, si costruisce con proteine di alta qualità, ma anche con grassi sani e una precisa tempistica nell'assunzione di nutrienti. Questa non è solamente crescita muscolare, ma la capacità del corpo di sopportare e superare i carichi di lavoro, incrementando così le performance in modi che si possono misurare solo attraverso il sudore e la determinazione.

Venendo alla velocità, quest'ultima non nasce solo dall'allenamento sprint o dal lavoro agile sui piedi, ma da una dieta che include antiossidanti, minerali che migliorano la trasmissione neuro-muscolare, e macro che rinfuocano l'energia al momento giusto.

In ogni ingestione di cibo, nel momento stesso in cui mettete un boccone in bocca, pensate a come questo si trasformerà in energia, resistenza o forza. Non vi limitate a "mangiare", ma "nutrite" ogni aspetto del vostro essere atleta.

Attraversiamo insieme questo percorso, scoprendo come il cibo possa essere il vostro coach più saggio e il vostro compagno più leale nelle sfide sportive.

3.1 ALIMENTAZIONE PER SPORT DI RESISTENZA

Nel mondo dello sport di resistenza, dove ogni secondo e ogni passo spingono i limiti della fatica e della volontà, l'alimentazione è molto più che una semplice necessità: è la vostra arma segreta. Corridori di maratona, ciclisti, nuotatori di lunga distanza e triatleti, tutti condividono una domanda cruciale: "Cosa mangiare per resistere di più, recuperare meglio e non cedere?"

Il Cuore dell'Alimentazione di Resistenza

Per gli atleti di resistenza, l'integrazione energetica deve essere strategica. L'obiettivo è massimizzare le riserve di glicogeno muscolare e epatico, perché sono queste riserve a sostenere le performance di lunga durata. I carboidrati, quindi, giocano un ruolo protagonista. Non solo pasta e riso, ma un'attenzione particolare va anche a frutta, verdure e cereali integrali che offrono un rilascio energetico prolungato. Immaginate il glicogeno come il carburante che potrebbe esaurirsi durante un lungo viaggio: senza un rifornimento adeguato, il motore smette di funzionare, ovvero voi smettete di correre, nuotare o pedalare.

Tuttavia, viviamo in un'epoca fortunata in cui la scienza della nutrizione sportiva ha progressivamente affinato i suoi strumenti e le sue conoscenze. Ormai sappiamo che non basta "mangiare molto," ma "mangiare bene" e al "momento giusto". Questi principi sono i pilastri della grande maratona verso il traguardo.

Prima della Performance: Caricare le Energie

Immaginate le 24-48 ore prima dell'evento come il preludio di una grande sinfonia. Qui, il carb-loading, ovvero l'incremento dell'assunzione di carboidrati, diventa essenziale. Questa tecnica aiuta a massimizzare le riserve di glicogeno muscolari. Tuttavia, ogni atleta deve ascoltare il proprio corpo: la tolleranza ai grandi volumi di carboidrati può variare notevolmente. È essenziale personalizzare le quantità e stabilire attraverso la pratica e la sperimentazione il proprio equilibrio ideale.

La notte prima dell'evento, scegliete un pasto ricco ma facilmente digeribile, povero di fibre e grassi, che potrebbero rallentare la digestione e causare disagio il giorno dopo. Pensate a una pasta con sugo leggero, una porzione di riso bianco con un tocco di pollo, o anche un risotto semplice.

Durante la Performance: Sostenere l'Energia

Durante gare o allenamenti prolungati, l'obiettivo è prevenire il calo delle prestazioni dovuto all'esaurimento delle riserve di glicogeno. Idealmente, dovreste introdurre circa 30-60 grammi di carboidrati per ora, in base a durata e intensità dell'esercizio. Gli sport drink, gel energetici e alcune tipologie di barrette sono progettati per essere facilmente digeribili e velocemente assorbibili, ideali per mantenere gli zuccheri nel sangue e l'energia.

L'idratazione rappresenta un altro pilastro: la disidratazione di appena il 2% del peso corporeo può ridurre significativamente le prestazioni. Idealmente, bevete a intervalli regolari piccole quantità di liquidi, preferibilmente una soluzione di carboidrati ed elettroliti, che aiuta anche a sopportare meglio la fatica e a gestire meglio l'equilibrio elettrolitico del corpo.

Dopo la Performance: Recuperare e Ricostruire

Dopo aver dato tutto, il corpo ha bisogno di ripristinare le scorte energetiche e riparare i tessuti muscolari danneggiati. Entro 30 minuti dalla fine dell'esercizio, cercate di assumere carboidrati e proteine in un rapporto di circa 3:1. Questo può sembrare tecnico, ma può essere semplice come un frullato di frutta con proteine in polvere, un panino con pollo e qualche verdura, o un piatto di pasta con ricotta.

La Pratica Porta alla Perfezione

Addestrare l'organismo a gestire al meglio l'energia durante i periodi di sforzo prolungato è tanto una questione di allenamento fisico quanto di abitudini alimentari. Non ci si può aspettare di ottenere il massimo dalle prestazioni se l'unico momento in cui si presta attenzione alla nutrizione è il giorno della gara.

Pertanto, integrare questi principi nella vostra dieta quotidiana non solo aumenterà le vostre prestazioni, ma vi insegnerà anche a conoscere meglio il vostro corpo. Ricordate, ogni piccolo cambiamento nel regime alimentare può tradursi in una significativa differenza sul campo.

Infine, considerate che l'alimentazione è incredibilmente personale. Quello che funziona per un atleta potrebbe non essere ideale per un altro. Siate curiosi, sperimentate sotto la guida di professionisti e imparate a interpretare i segnali che il vostro corpo vi invia. Questo è il segreto non solo per ottenere prestazioni eccezionali, ma anche per mantenere un rapporto sano e sostenibile con lo sport che amate. Personalizzate il percorso, ascoltate, adeguate e dominate: la vostra maratona, la vostra gara, il vostro viaggio nel mondo dello sport di resistenza è unico, proprio come voi.

3.2 Strategie Nutrizionali per l'Allenamento della Forza

Entriamo nel mondo dell'allenamento della forza, dove ogni sollevamento, ogni ripetizione e ogni serie hanno il chiaro obiettivo di costruzione muscolare, aumento di potenza e miglioramento della resistenza strutturale. Una corretta strategia nutrizionale può fare la differenza tra una semplice crescita e una trasformazione potente e sostenibile del corpo.

La nutrizione per l'allenamento della forza non è soltanto una questione di proteine, anche se queste sono senza dubbio fondamentali. È un equilibrio perfetto tra diversi nutrienti, tempi di assunzione e comprensione del proprio corpo e delle sue reazioni.

Proteine: i Mattoni della Forza

Incominciamo con le proteine, elementi essenziali per la riparazione e la costruzione del tessuto muscolare. Dopo un allenamento intenso, le micro-lacerazioni che si formano nei muscoli devono essere riparate, e sono le proteine a svolgere questo compito. Un atleta che si dedica al sollevamento pesi potrebbe avere bisogno di circa 1.6-2.2 grammi di proteine per chilogrammo di peso corporeo al giorno. Questo apporto non si limita a cibi ricchi di proteine animali come carne, pesce o uova, ma include anche fonti vegetali come legumi, frutta secca e cereali integrali, essenziali per garantire una varietà di amminoacidi e altri micronutrienti benefici.

Carboidrati: Non Solo Compagni di Viaggio

Contrariamente a certe credenze popolari, i carboidrati sono altrettanto cruciali per chi si allena per la forza. Funzionano come la principale fonte di energia per sostenere gli allenamenti intensi e aiutano nella ricostituzione delle scorte di glicogeno consumato durante l'esercizio. Optare per carboidrati complessi come patate dolci, quinoa, avena e riso integrale può fornire un rilascio di energia più gestibile e costante, evitando picchi e cadute brusche dei livelli di zucchero nel sangue.

Grassi: Energia e Protezione

I grassi sono spesso ingiustamente demonizzati, ma in realtà, sono una componente essenziale della dieta per l'allenamento della forza. Forniscono acidi grassi essenziali che il corpo non può produrre da solo e giocano un ruolo cruciale nella produzione di ormoni, tra cui il testosterone, che supporta la crescita muscolare. Le fonti ideali includono l'avocado, i semi di chia, i semi di lino e i pesci grassi come il salmone, che offrono anche anti-infiammatori naturali e omega-3.

Crononutrizione: Il Quando è Importante quanto il Cosa

Non basta sapere cosa mangiare, ma anche quando mangiarlo. La tempistica di ingestione dei nutrienti può influenzare notevolmente la capacità del corpo di riparare i muscoli e ripristinare le energie. Un pasto ricco di proteine e carboidrati entro 45 minuti dal termine dell'allenamento può accelerare significativamente i processi di riparazione muscolare e compensazione del glicogeno. Questo pasto o snack post-allenamento dovrebbe quindi diventare una parte integrante della routine di allenamento.

Idratazione: il Lubrificante Essenziale

L'idratazione gioca un ruolo cruciale anche nell'allenamento della forza. La disidratazione, anche lieve, può ridurre la forza e la resistenza, influenzando negativamente le performance e la capacità di recupero. Assicurarsi di bere acqua regolarmente durante il giorno e aumentare l'apporto di fluidi in base all'intensità dell'allenamento e alle condizioni ambientali.

Ascoltare il Proprio Corpo: L'Arte del Bilancio

L'ultimo, ma non meno importante, aspetto della nutrizione per l'allenamento della forza è imparare ad ascoltare il proprio corpo. Ogni individuo reagisce in modo leggermente diverso a diete, tempi e tipi di allenamento. Mantenere un diario alimentare e di allenamento può aiutare a tracciare cosa funziona e cosa no, permettendo aggiustamenti personalizzati che possono fare la differenza tra un'efficacia marginale e risultati straordinari.

Ricordate, la trasformazione attraverso l'allenamento della forza non è solo fisica, ma anche nutrizionale. E mentre i muscoli crescono con l'esercizio, crescono e si riparano con una nutrizione adeguata. Sfruttate ogni pasto come un'opportunità per nutrire non solo il vostro corpo, ma anche i vostri obiettivi e sogni di forza e potenza.

3.3 MIGLIORARE VELOCITÀ E AGILITÀ ATTRAVERSO LA DIETA

Se ogni sportivo è un artista nel proprio campo, l'abilità nell'evolversi con rapidità e agilità è la tela su cui pittura la propria bravura. La velocità e l'agilità sono qualità essenziali in molti sport, da quelli di squadra come il calcio e il basket a quelli individuali come l'atletica leggera. Ma come può la dieta influenzare queste capacità apparentemente innate?

È qui che entra in gioco la conoscenza specifica di come il nutrimento influenzi direttamente i sistemi energetici del corpo e la funzionalità neuromuscolare, rendendo l'alimentazione non meno importante dell'allenamento stesso.

L'Importanza dei Macronutrienti

I macronutrienti — carboidrati, proteine e grassi — hanno tutti un ruolo specifico nel sostenere l'atleta che mira a migliorare la sua velocità e agilità. I carboidrati sono il carburante per eccellenza per l'allenamento ad alta intensità, necessario per le esplosioni di velocità e i movimenti agili. Una dieta che integra adeguatamente i carboidrati complessi, come avena, quinoa e patate dolci, può aiutare a mantenere cariche le riserve di glicogeno muscolare, vitale per gli sforzi intensi e ripetuti.

Le proteine, d'altra parte, sono fondamentali per la riparazione e la crescita del tessuto muscolare. Le esigenze proteiche possono variare, ma un atleta che mira a migliorare la velocità dovrebbe considerare di consumare proteine di alta qualità da fonti sia animali che vegetali in quantità che supportano la rigenerazione muscolare senza sovraccaricare il corpo con calorie inutili che potrebbero convertirsi in massa grassa non desiderata.

I grassi, spesso trascurati o evitati, dovrebbero essere incorporati nella dieta con saggezza. Gli acidi grassi essenziali trovati in fonti come olio di oliva, noci e semi sono cruciali per ottenere una buona salute delle membrane cellulari e un'infiammazione corporea ben regolata, che può influenzare tanto la velocità di recupero quanto quella della performance.

Il Ruolo dei Micronutrienti

I micronutrienti — vitamine e minerali — potrebbero sembrare meno diretti nel loro impatto, ma la loro importanza non è da sottovalutare. Ad esempio, il magnesio e il potassio sono essenziali per una funzione muscolare ottimale e per la prevenzione dei crampi durante movimenti rapidi e intensi. Il ferro, che aiuta a trasportare ossigeno ai muscoli, è particolarmente critico, soprattutto per gli atleti che praticano sport di resistenza e velocità.

Vitamine come B6, B12 e C sono protagonisti silenziosi in questa dinamica: supportano la sintesi energetica, aiutano nella riparazione dei tessuti e combattono l'ossidazione dovuta a sforzi intensi.

Tempistica e Composizione dei Pasti

La tempistica dei pasti può essere altrettanto cruciale quanto gli ingredienti. Mangiare un pasto equilibrato ricco di carboidrati e proteine circa tre ore prima di una sessione di allenamento fornisce l'energia necessaria e il tempo sufficiente per la digestione, evitando così pesantezza e gonfiore. Un piccolo snack ricco di energia, come una banana o una barretta di cereali, può essere usufruito circa 30-60 minuti prima dell'attività per un boost energetico immediato.

Dopo l'allenamento, è essenziale reintegrare quanto prima le riserve energetiche e fornire al corpo i nutrienti necessari per il recupero e la riparazione muscolare. Un frullato di proteine con frutta o un pasto leggero che include carboidrati e proteine può aiutare a recuperare efficacemente.

Ascolto Attivo del Corpo

La personalizzazione della dieta in base alle reazioni del proprio corpo è un'abilità che ogni atleta dovrebbe sviluppare. La sensibilità individuale ai diversi alimenti, i tempi di digestione e l'impatto individuale dei vari cibi sulla performance sono tutti fattori che dovrebbero essere considerati e adattati per massimizzare sia la salute generale che le prestazioni specifiche.

Adottare un approccio attento ed esplorativo alla dieta, monitorando la risposta del corpo e aggiustando le abitudini alimentari in base alle esigenze e alle risposte di proprio organismo, può trasformare un semplice regime alimentare in un potente strumento di ottimizzazione delle prestazioni.

Conclusione

Integrare strategie nutrizionali mirate per migliorare velocità e agilità richiede quindi un equilibrio tra scienza e arte, tra conoscenza specifica e sperimentazione personale. Alimentare il corpo per una performance massimale non è solo una scienza basata sui nutrienti, ma anche un'arte che si affina ascoltando e rispondendo ai bisogni del proprio corpo, curando ogni dettaglio con la precisione di un orologiaio. Con gli alimenti giusti, consumati nei modi e nei tempi corretti, ogni atleta può aspirare a raggiungere nuove vette di agilità e velocità, spingendo i propri limiti sempre più in là nel proprio sport.

Capitolo 4. Equilibrio tra Allenamento e Nutrizione

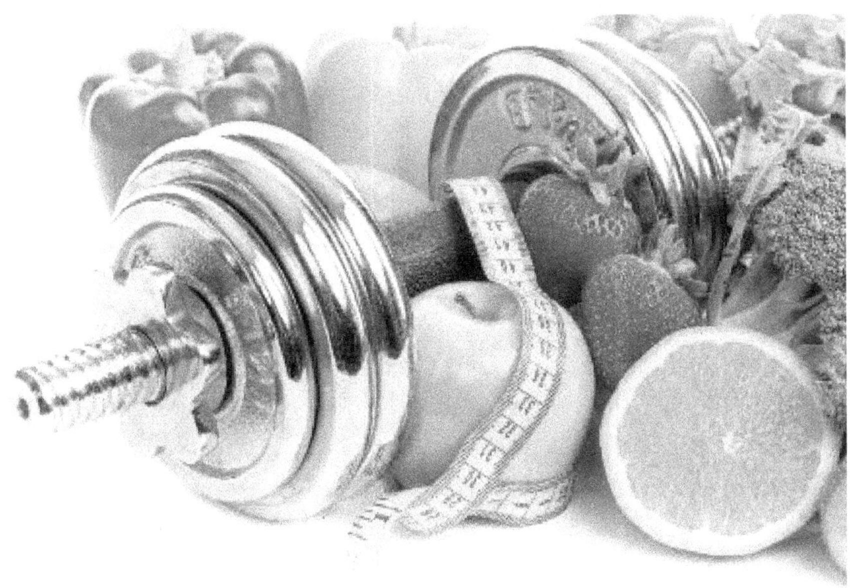

Immaginate di poter disegnare una mappa che porta direttamente al tesoro del benessere e delle prestazioni sportive ottimali. Al centro di questa cartografia troviamo due alleati fondamentali: l'alimentazione e l'allenamento, le due colonne portanti su cui si regge ogni piramide di successo atletico. Ma come possiamo assicurarci che questi due fattori siano perfettamente allineati? In questo capitolo, ci immergeremo nelle dinamiche che governano l'equilibrio tra ciò che mettiamo nel nostro corpo e come lo usiamo per scolpire la nostra prestazione.

La sinergia tra dieta e esercizio non è solo una questione di calorie in entrata e in uscita; è una danza delicata e complessa, dove ogni pasto, ogni snack, e ogni porzione hanno un impatto diretto sul modo in cui il nostro corpo risponde allo stress fisico, si riprende e evolve. Siamo quello che mangiamo, ma siamo anche quanto bene utilizziamo quel combustibile.

In questo percorso, affronteremo come sfruttare al meglio gli alimenti prima di un allenamento. Non stiamo parlando solo di quel pasto che precede l'esercizio, ma di come l'integrazione di certi nutrienti nel momento giusto possa trasformare la nostra resistenza, la nostra forza. Approfondiremo quindi il concetto di recuperare e ricostruire attraverso un'alimentazione mirata post-allenamento, esplorando come i nutrienti specifici servono a riparare le fibre muscolari danneggiate e a ricaricare le riserve energetiche.

Sfateremo miti, chiariremo dubbi e forniremo strategie concrete che potrete applicare fin dal prossimo ingresso in palestra o sulla pista di corsa. Molto più di una semplice lista di "cibi sì" e "cibi no", qui troviamo un vero e proprio modello per costruire un regime alimentare che lavora in tandem con il vostro training, massimizzando i risultati e ottimizzando il recupero.

"Equilibrio" non significa soltanto bilanciamento, ma anche armonia e sinergia: prepariamoci quindi a scoprire come queste forze possano unirsi per portarvi verso l'eccellenza sportiva. Con le indicazioni giuste, ognuno può trovare la propria versione ideale di questo equilibrio, conducendolo a nuove vette di salute e performance.

4.1 Nutrizione Pre-Allenamento: Cosa Mangiare e Quando

Capire l'alimentazione pre-allenamento è una delle chiavi per sbloccare le prestazioni ottimali molto desiderate da tutti gli atleti, dagli appassionati agli sportivi d'élite. Una buona nutrizione prima dell'esercizio non solo può potenziare la vostra performance, ma aiuta anche a prevenire affaticamento precoce e lesioni. In questo capitolo, condivideremo alcuni principi alimentari strategici che, se seguiti, possono trasformare l'intero processo di allenamento in una danza ben nutrita di energia e forza.

Per iniziare, è essenziale comprendere che non esiste un singolo cibo "miracoloso" o una formula uniforme valida per tutti. La nutrizione ottimale pre-allenamento varia non solo da persona a persona, ma può anche essere diversa per lo stesso individuo a seconda del tipo di allenamento programmato e del momento della giornata in cui si allena.

L'Importanza del Timing

Il momento in cui mangiate prima dell'esercizio può fare una grande differenza nelle vostre prestazioni e nel modo in cui vi sentite durante l'allenamento. Idealmente, un pasto principale dovrebbe essere consumato circa 2-3 ore prima dell'esercizio fisico. Questo intervallo di tempo permette al vostro corpo di digerire il cibo, minimizzando il rischio di disagio gastrointestinale e massimizzando l'energia disponibile quando ne avete più bisogno.

Per chi pratiche atletiche al mattino, una sfida comune è bilanciare il bisogno di carburante con il limitato tempo a disposizione per la digestione. In questi casi, un pasto più leggero o uno snack possono essere consumati 30-60 minuti prima dell'attività. Questi dovrebbero essere ricchi in carboidrati facilmente digeribili e poveri di grassi e fibre per evitare disagi durante l'allenamento.

Carburante Primario: i Carboidrati

I carboidrati sono il carburante prediletto del nostro corpo durante gli allenamenti di media e alta intensità. La loro importanza cresce in proporzione all'intensità dell'esercizio. Pasti pre-allenamento dovrebbero quindi includere carboidrati complessi che si traducono in un rilascio graduale di energia, come avena, riso integrale, quinoa o pane integrale. Un tocco di carboidrati semplici immediatamente prima dell'allenamento, come la frutta, può dare quella spinta energetica rapida molto utile soprattutto per gli allenamenti intensi e brevi.

Non Scordate le Proteine

Includere le proteine nei pasti pre-allenamento è cruciale per prevenire la perdita di massa muscolare, soprattutto durante sessioni di allenamento prolungate o ad alta intensità. Le proteine forniscono gli aminoacidi necessari per prevenire il catabolismo muscolare e iniziare il processo di riparazione e crescita muscolare. Alimenti come il petto di pollo, il tofu, lo yogurt greco o un smoothie con proteine in polvere sono opzioni eccellenti da considerare.

Moderare i Grassi e le Fibre

Anche se nutrienti essenziali, grassi e fibre devono essere consumati con moderazione nei pasti pre-allenamento. Sono metabolizzati più lentamente e possono rimanere nello stomaco per lungo tempo, causando pesantezza o fastidio. È meglio limitarli o sceglierli in momenti più distanti dall'inizio dell'allenamento, optando per fonti leggere come un n avocado o un po' di frutta secca.

Idratazione: un Must Non Trascurabile

Non dimentichiamo l'acqua! Essere ben idratati è cruciale per migliore performance fisica e mentali. L'acqua aiuta non solo a regolare la temperatura corporea, ma anche a trasportare le sostanze nutritive nei muscoli e a gestire i rifiuti metabolici. Un adeguato apporto idrico prima dell'allenamento migliora elasticità muscolare e reattività, riducendo il rischio di crampi e infortuni.

Ascolta il Tuo Corpo

Infine, l'aspetto più personalizzato della nutrizione pre-allenamento è ascoltare e adattarsi alle risposte del proprio corpo. Ogni persona può reagire diversamente agli alimenti, per cui è utile sperimentare con vari tempi e tipologie di pasto per scoprire cosa funziona meglio per voi personalmente. Mantenere un diario alimentare e delle prestazioni può essere uno strumento prezioso per tracciare cosa funziona e modulare di conseguenza.

In sintesi, tessere l'alimentazione corretta nella trama del vostro programma di allenamento è un'arte che richiede attenzione, sperimentazione e adattamento. Con i principi che abbiamo discusso, sarete equipaggiati per alimentare il vostro corpo in modo efficace, assicurandovi che ogni sessione di allenamento sia performante al massimo, senza lasciare nulla al caso.

Comprendere e applicare una corretta nutrizione post-allenamento è essenziale per ogni atleta che desidera non solo ottimizzare il recupero fisico ma anche aumentare la performance futura. La finestra temporale che segue immediatamente l'allenamento è quel momento cruciale in cui il corpo è incredibilmente recettivo ai nutrienti consumati, utilizzandoli per riparare, costruire e rifornire le riserve energetiche esaurite. Questo capitolo esplora dettagliatamente come e cosa mangiare per massimizzare questi processi.

Il Ruolo Cruciale dei Nutrienti

Dopo un rigoroso allenamento, il corpo inizia immediatamente a cercare di riparare le micro-lesioni muscolari e a ristabilire i livelli di glicogeno nei muscoli e nel fegato. È una fase in cui l'alimentazione può giocare un ruolo terapeutico, velocizzando la riparazione muscolare e riducendo il dolore e la fatica. Proteine, carboidrati e lipidi assumono qui un ruolo protagonista, ma devono essere bilanciati intelligentemente per ottimizzare la ripresa.

Proteine per la Ricostruzione Muscolare

Le proteine sono fondamentali per la riparazione dei tessuti danneggiati durante l'esercizio fisico. Un apporto di proteine post-allenamento aiuta a stimolare la sintesi delle proteine muscolari, promuovendo il processo di riparazione e crescita. Alimenti come il pollo, il pesce, le uova, o proteine vegetali come quelle derivanti da legumi o integratori proteici sono scelte eccellenti per l'immediato post-allenamento. Idealmente, si dovrebbe mirare a consumare questi nutrienti entro 20-40 minuti dopo l'esercizio, quando le cellule sono più propense a assorbirli efficacemente.

Carboidrati per Rifornire le Riserve Energetiche

I carboidrati sono altrettanto cruciali, poiché lavorano per ripristinare il glicogeno che è stato esaurito. Questo è particolarmente vero per gli atleti che praticano allenamenti di resistenza o sessioni prolungate, dove le riserve di glicogeno possono essere significativamente ridotte. Il rapporto tra proteine e carboidrati in un pasto post-allenamento dovrebbe idealmente essere di 1 a 3. Pasta, riso, pane integrale, frutta o qualsiasi altro carboidrato a rapida digestione sono ottimi per accelerare la scomposizione e l'assorbimento e ridurre il tempo di recupero.

Non Dimentichiamo i Grassi

Sebbene l'attenzione sia spesso focalizzata su proteine e carboidrati, un moderato apporto di grassi è anch'esso benefico. Contrariamente a vecchie credenze, i grassi non rallentano necessariamente la digestione dei nutrienti essenziali né ostacolano la ripresa muscolare se consumati in quantità moderate. Alimenti come avocado, noci e semi possono essere inclusi in una dieta post-allenamento senza eccessivi timori.

Idratazione: Ripristinare i Liquidi Perduti

Un altro elemento fondamentale del recupero è la reidratazione. Bere abbondante acqua, reintegrando i liquidi persi durante l'allenamento, è vitale per mantenere una funzione muscolare efficiente e per tutte le reazioni biochimiche che avvengono nel corpo. L'acqua aiuta inoltre a trasportare i nutrienti essenziali nei muscoli, facilitando la riparazione e la crescita.

Ascolta il Tuo Corpo e Personalizza

Non esiste un menu post-allenamento universale che funzioni per tutti. Ogni individuo può rispondere diversamente a vari alimenti e proporzioni di nutrienti. È importante ascoltare il proprio corpo e osservare come reagisce a diversi tipi di alimenti. Questo approccio personalizzato assicura non solo un recupero ottimale ma anche che ogni sessione di allenamento futura sia il più produttiva possibile.

Conclusioni

La nutrizione post-allenamento non è solo l'atto di mangiare dopo l'esercizio. È una parte strategica del programma di allenamento complessivo che richiede attenzione, pianificazione e una comprensione profonda del modo in cui funziona il corpo. Riprendendo le riserve energetiche, riparando i muscoli danneggiati e reintegrando i fluidi persi, si dovrebbe mirare ad impostare ogni pasto post-allenamento come un rinfresco ristoratore per il corpo e una pedana di lancio per il proprio prossimo successo atletico.

Implementando con intelligenza le strategie di recupero, si può accorciare il tempo di recupero, aumentare le prestazioni e, più importante, si può progressivamente costruire su basi sempre più solidi in termini di salute e capacità fisica. Ogni atleta ha l'opportunità di trasformare la sua nutrizione in uno strumento di precisione, affilato come una lama e pronto ad assistere nella corsa verso l'eccellenza sportiva.

4.3 Tempistica dei Nutrienti: Massimizzare i Benefici Durante la Giornata

La tempistica dei nutrienti, nonostante sia un argomento complesso, è un tassello fondamentale nella strategia alimentare di ogni atleta. Massimizzare i benefici dei nutrienti durante la giornata significa comprendere e sfruttare i momenti in cui il nostro corpo è più ricettivo all'assorbimento e all'utilizzo di determinate sostanze. Questo capitolo esplorerà come organizzare il consumo di nutrienti per ottimizzare le prestazioni, il recupero e il benessere generale.

Nutrizione Coerente Con il Ritmo Circadiano

Il nostro corpo segue un ciclo naturale di 24 ore noto come ritmo circadiano, che influisce non solo sul sonno, ma anche sulla risposta metabolica agli alimenti. Consumare nutrienti in armonia con questo ritmo può potenziare l'efficacia della dieta sportiva. Ad esempio, i carboidrati consumati al mattino possono essere utilizzati più efficacemente per sostenere le attività della giornata, mentre una cena ricca di proteine può favorire i processi di riparazione durante il sonno.

Mirare alla Precisione Nutrizionale Pre e Post Allenamento

Come abbiamo discusso nei capitoli precedenti, il momento in cui si consumano i pasti relativi all'attività fisica è di vitale importanza. Un apporto bilanciato di carboidrati e proteine circa un'ora prima dell'allenamento serve a preparare il corpo all'esercizio fisico, massimizzando l'energia disponibile e proteggendo la massa muscolare dal catabolismo. Immediatamente dopo l'esercizio, un altro pasto bilanciato favorisce una rapida recuperazione e rifornisce le scorte energetiche, sfruttando la maggiore sensibilità dell'organismo all'insulina, che permette un più efficiente assorbimento dei nutrienti.

Snack Strategici

Inclusi tra i pasti principali, gli snack possono servire a mantenere stabili i livelli di energia e a prevenire catabolismo muscolare nel corso della giornata. Questi dovrebbero consistere in un mix di carboidrati e proteine, come una manciata di frutta secca o uno yogurt greco con miele e frutta. Snack a intervalli regolari aiuta a mantenere un flusso costante di nutrienti ai muscoli, essenziale specie in fasi di allenamento intensivo.

L'Importanza dell'Idratazione Continua

L'acqua non è solo essenziale durante l'allenamento. Mantenere un'adeguata idratazione durante tutto il giorno è cruciale per l'efficienza metabolica, la regolazione della temperatura e il mantenimento delle funzionalità fisiche e cognitive. Bere piccole quantità d'acqua a intervalli regolari, soprattutto precedenti e successivi all'ingestione di cibo, può migliorare la digestione e l'assimilazione dei nutrienti, oltre a ottimizzare la performance e il recupero.

Evitare i Lunghe Tempi di Digiuno

Intervalli lunghi senza cibo possono portare a una diminuzione del metabolismo e un incremento dello stress, che può avere un impatto negativo sulle prestazioni e sulla salute in generale. È importante, quindi, distribuire l'assunzione di calorie in modo uniforme durante la giornata, con particolare attenzione alle fasi di pre e post allenamento.

Ascoltare i Segnali del Corpo

Oltre agli orari e al tipo di cibo, è importante ascoltare i segnali che il corpo manda. Fame, livelli di energia e reazioni digestive possono fornire indizi cruciali sulle esigenze nutrizionali individuali e sulla risposta ai diversi regimi alimentari. Adattare la dieta in risposta a queste segnalazioni può essere un modo efficace per migliorare la salute generale e ottimizzare le prestazioni.

Integrazione Cauta

In alcuni casi, integrare la dieta con specifici supplementi può essere utile per colmare eventuali carenze nutrizionali o per fornire un supporto mirato, come l'aumento rapido dei livelli di energia pre-allenamento o il supporto alla riparazione muscolare post-esercizio. Tuttavia, l'integrazione dovrebbe sempre essere personalizzata e basata su consigli medici o di un nutrizionista, per evitare rischi per la salute e garantire che il beneficio sia massimizzato.

Conclusioni

La tempistica dei nutrienti non è solo una scienza, ma anche un'arte che richiede sintonia con il proprio corpo e uno stretto monitoraggio dei suoi bisogni e delle sue risposte. Assegnare il giusto spazio e valore ad ogni nutriente durante la giornata può trasformare radicalmente l'approccio all'allenamento, massimizzandone i benefici e promuovendo uno stato di salute ottimale. Incorporando queste strategie, è possibile costruire un percorso alimentare che supporti l'atleta non solo nel momento dell'attività fisica ma in tutte le ore della giornata. Sfruttare la sinergia tra i nutrienti e il ritmo di vita significa avere la certezza di un supporto costante e efficace verso il raggiungimento delle proprie mete sportive e di benessere.

Capitolo 5. IDRATAZIONE e Gestione dei Liquidi

L'idratazione, quella silenziosa alleata che può incidere profondamente sulle nostre prestazioni sportive e sul nostro benessere quotidiano. Quando parliamo di nutrizione sportiva, spesso ci concentriamo sulle proteine, sui carboidrati, sulle vitamine, ma quanto frequentemente riflettiamo sull'importanza dell'acqua? L'acqua è l'elemento essenziale che lubrifica le nostre articolazioni, regola la temperatura corporea e facilita l'assimilazione dei nutrienti nelle nostre cellule.

Pensi mai a quanto sei fortunato ad avere accesso a una risorsa così vitale? Purtroppo, molti atleti trascurano questo aspetto cruciale, pensando che basti bere quando si avverte la sete. In realtà, l'idratazione è un processo che dovrebbe essere curato con attenzione e precisione, soprattutto se si è impegnati in attività fisica intensa.

Immagina di essere nel pieno di una competizione o durante un allenamento rigoroso: ogni cellula del tuo corpo reclama energia e ossigeno. Senza una adeguata idratazione, le tue prestazioni iniziano a calare, la fatica si fa più intensa e il recupero si allunga. Peggio ancora, un'insufficiente assunzione di liquidi può portare a crampi, esaurimento e, nei casi più gravi, a colpi di calore.

Qui non parliamo solo di bere acqua a sufficienza, ma di capire le reali necessità del tuo corpo in diverse condizioni: si tratta di quantità, certo, ma anche di tempistica e modalità di reintegrazione dei fluidi. Il tipo di sport praticherai, l'intensità dell'allenamento e persino le condizioni climatiche influenzano il tuo fabbisogno idrico.

Nelle pagine di questo capitolo, esploreremo insieme la scienza dell'idratazione, illustrando strategie efficaci per mantenerti idratato prima, durante e dopo l'allenamento. Scoprirai come piccoli aggiustamenti nella gestione dei liquidi possano migliorare sensibilmente le tue prestazioni e contribuire a un senso di benessere generale che ogni atleta merita di provare. Un viaggio attraverso gocce d'acqua che possono realmente fare la differenza. Allora, sei pronto a imparare a gestire questa risorsa preziosa con la sapienza e la strategia di un vero campione?

5.1 La Scienza dell'Idratazione

L'idratazione è un argomento che sembrerebbe semplice a prima vista: bere acqua. Tuttavia, la scienza dell'idratazione rivela una storia più complessa, soprattutto quando parliamo di sport e prestazioni atletiche. Ogni atleta, dal principiante all'élite, deve capire non solo quanto è importante l'acqua per il suo corpo, ma anche come, quando e quanto bere per ottimizzare le prestazioni e prevenire problemi legati a un'inadeguata idratazione.

L'Importanza dell'Acqua nel Corpo Umano

Il corpo umano è composto da circa il 60% di acqua. Questo dato da solo evidenzia l'importanza vitale del mantenimento dei livelli ottimali di idratazione. L'acqua è una componente cruciale in diverse funzioni biologiche, incluse ma non limitate a:

- **Regolazione della temperatura corporea**: L'acqua svolge un ruolo chiave nel mantenimento della termoregolazione, aiutando il corpo a rimanere fresco attraverso la sudorazione.

- **Ammortizzazione e protezione**: Aiuta a proteggere organi vitali e tessuti.

- **Trasporto di sostanze nutritive e rifiuti cellulari**: L'acqua è necessaria per il trasporto di nutrienti verso le cellule e per l'allontanamento delle scorie dal corpo.

- **Lubrificazione delle articolazioni**: L'acqua funge da lubrificante per le articolazioni, riducendo il rischio di infortuni e dolori.

Quando l'Acqua Non Basta

Per gli atleti, non è solo la quantità di acqua consumata ad essere importante, ma anche il momento e la modalità dell'assunzione, nonché l'aggiunta di elettroliti, che sono essenziali per un equilibrio idrico efficace. Gli elettroliti, come il sodio, il potassio, il calcio e il magnesio, aiutano a regolare i fluidi nelle cellule e sono fondamentali per le funzioni muscolari e nervose. Quando si suda, non si perdono solo liquidi, ma anche elettroliti, e questa perdita deve essere compensata in modo adeguato.

La Deidratazione e le sue Sfaccettature

La deidratazione si verifica quando l'assunzione di liquidi non è sufficiente per compensare la perdita di acqua dal corpo. Anche una leggera deidratazione, perdere anche solo il 2% del peso corporeo in liquidi, può ridurre le prestazioni atletiche e causare una sensazione di stanchezza. Tra le conseguenze più comuni ci sono:

- Diminuzione della resistenza

- Riduzione della forza

- Calo della concentrazione e delle funzioni cognitive

- Aumento del rischio di sviluppare crampi muscolari e infortuni

Strategie di Idratazione per Atleti

Capire quando e quanto bere è essenziale. Le seguenti strategie possono aiutare a ottimizzare l'idratazione:

1. **Prima dell'Esercizio**: Bere circa 500 ml di acqua almeno due ore prima dell'allenamento può predisporre il corpo allo sforzo fisico, permettendo anche tempo sufficiente per un eventuale ultimo bagno prima del via.

2. **Durante l'Esercizio**: La regola generale è bere ogni 15-20 minuti durante l'attività fisica, ma le quantità possono variare a seconda dell'intensità dell'esercizio, della temperatura ambientale e delle caratteristiche individuali

dell'atleta (es.: tasso di sudorazione). Non aspettare di avere sete per idratarti; a quel punto potresti già essere leggermente deidratato.

3. **Dopo l'Esercizio**: Rimpiazzare i fluidi persi è cruciale. Una buona regola è bere 500-700 ml di liquidi per ogni chilogrammo di peso perso durante l'attività.

Ascoltare il Proprio Corpo

Indipendentemente dalle linee guida e dalle raccomandazioni, è vitale che ogni atleta impari a comprendere i segnali del proprio corpo. Il colore dell'urina (che dovrebbe essere di un colore paglierino chiaro), la frequenza dei bisogni, la sensazione di bocca secca, e le prestazioni stesse possono tutti indicare se l'approccio all'idratazione è adeguato.

Mitigare gli Imprevisti

Viviamo in un mondo che non sta fermo, e il clima, l'altitudine, la malattia, o i viaggi possono influenzare i nostri bisogni di idratazione. Essere preparati ad ogni eventualità può significare avere sempre una strategia di idratazione versatile e personalizzabile.

Conclusione

Sviluppare una strategia di idratazione personale e basata sulla scienza è più di bere otto bicchieri d'acqua al giorno. È un processo dinamico e attentamente calibrato che tiene conto di molti fattori, tutto in nome della massima performance e del benessere generale. In questo contesto, imparare la scienza dell'idratazione è meno un obbligo e più un'opportunità per ogni atleta di spingere i propri limiti in modo sicuro ed efficace.

5.2 STRATEGIE DI IDRATAZIONE PER DIVERSI SPORT

L'importanza dell'idratazione nell'ambito sportivo è universalmente riconosciuta, ma ciò non significa che ogni sportivo debba seguire lo stesso regime idrico. Le esigenze variano enormemente in base alla disciplina praticata, all'intensità dello sforzo, alla durata dell'attività e naturalmente alle condizioni ambientali. Analizziamo quindi come le strategie di idratazione possano essere adattate per ottimizzare le prestazioni in diversi sport.

Partiamo dagli **sport di resistenza** come la maratona, il triathlon o il ciclismo. Qui, la gestione dei liquidi è cruciale non solo per mantenere le prestazioni ma anche per prevenire gravi rischi per la salute. È essenziale iniziare l'evento idratati e integrare liquidi regolarmente, spesso con soluzioni contenenti elettroliti e carboidrati, per compensare l'energia consumata e i sali persi con il sudore. Tipicamente, si consiglia di bere da 400 a 800 ml all'ora, variando in base alle condizioni atmosferiche e alla sudorazione individuale. Un buon indicatore? Se si termina una gara pesando meno di quanto si pesava all'inizio, significa che non si è bevuto abbastanza.

Passiamo agli **sport di squadra** come il calcio, il basket o il rugby. Qui, la sostituzione dei fluidi deve avvenire negli intervalli e nei tempi morti, dato che durante il gioco continuo è più difficile reidratarsi. È importante che i giocatori approfittino di ogni occasione per bere, soprattutto in partite che si prolungano oltre i 90 minuti o che si giocano in condizioni di calore elevato. Anche qui, le bevande sportive che contengono carboidrati ed elettroliti possono essere utili per mantenere livelli ottimali di energia e idratazione.

Consideriamo ora gli **sport ad alta intensità e breve durata**, come il sollevamento pesi, lo sprint o il crossfit. Anche se la durata dell'attività è breve, l'intensità elevata può causare una rapida perdita di liquidi. Per questi sportivi, è cruciale arrivare all'evento ben idratati e concentrarsi sull'assunzione di liquidi immediatamente dopo l'allenamento per accelerare il processo di recupero.

Negli **sport invernali**, come sci alpino e snowboarding, non si avverte la sete come in ambienti caldi, ma la disidratazione rimane un rischio significativo, amplificato dall'altitudine e dalle basse temperature che incrementano la perdita di liquidi attraverso i polmoni. Qui, sarebbe saggio mantenere un apporto costante di liquidi caldi, a intervalli regolari, per supportare la termoregolazione del corpo e facilitare la funzionalità muscolare.

Infine, non dimentichiamo gli **sport acquatici** come nuoto, canottaggio o vela. Anche se circondati da acqua, gli atleti di questi sport perdono molto sudore. È importante integrare regolarmente, perché l'acqua che circonda potrebbe ingannare, facendo sentire meno il bisogno di bere.

Alcuni consigli pratici:

- **Osserva il colore dell'urina**: Deve essere chiaro, indicativo di un'adeguata idratazione. Se si scurisce, è tempo di bere di più.

- **Pesa te stesso**: Prima e dopo le sessioni di allenamento per quantificare la perdita di liquidi e capire quanto reintegrare.

- **Sperimenta in allenamento**: Trova la quantità di liquido che meglio supporta la tua prestazione, così da evitare sperimentazioni il giorno della gara.

È anche fondamentale ricordare che ogni atleta è unico e ciò che funziona per uno potrebbe non essere ideale per un altro. La componente individuale nell'idratazione sportiva non può essere sottovalutata: fattori come il peso, il livello di fitness, l'acclimatamento alle condizioni ambientali e la tolleranza ai liquidi durante esercizio variano tra individui.

Conclusione

Mettere a punto la propria strategia di idratazione richiede attenzione e dovrebbe essere basata sulla sperimentazione personale durante gli allenamenti, piuttosto che su prescrizioni rigide. Così come ogni sport ha le sue esigenze specifiche, ogni atleta deve trovare il proprio equilibrio ideale di quando, quanto e cosa bere. L'idratazione non è solo una scienza ma anche un'arte che si affina con l'esperienza e la conoscenza del proprio corpo.

Riconoscere i segni della disidratazione e intervenire tempestivamente è essenziale per mantenere non solo le prestazioni sportive, ma anche una buona salute generale. La disidratazione può colpire chiunque, dall'atleta professionista al principiante, e le sue conseguenze possono variare da lievi a severe. Discuteremo di come riconoscere i sintomi precoci e di quali misure preventive adottare per assicurare un'adeguata idratazione.

Riconoscere i Sintomi della Disidratazione

La disidratazione non si limita a manifestarsi quando sentiamo la bocca asciutta. Ci sono molti altri segnali, meno ovvi ma altrettanto significativi, che possono indicare che il nostro corpo ha bisogno di liquidi:

- **Sete intensa**: È il segno più ovvio e universale, ma spesso, soprattutto durante l'attività fisica, arriva quando una certa forma di disidratazione è già in atto.

- **Cambiamenti nel colore dell'urina**: Un'urina di colore giallo scuro o ambrato è uno dei primi indicatori di disidratazione.

- **Capogiri e vertigini**: Quando il livello dei fluidi è basso, può diminuire anche la pressione sanguigna, portando a vertigini, soprattutto al cambiamento di posizione.

- **Aumento della frequenza cardiaca e diminuzione della pressione arteriosa**: Il cuore deve lavorare più duramente per pompare il sangue quando i liquidi sono scarsi.

- **Affaticamento**: Senza una sufficiente idratazione, il corpo non può eseguire al meglio le sue funzioni normali, portando a un senso generale di affaticamento.

- **Pelle secca e occhi infossati**: La pelle può perdere la sua elasticità e gli occhi possono apparire più infossati quando i livelli di idratazione sono bassi.

- **Mal di testa**: La disidratazione può causare costrizione dei vasi sanguigni nel cervello, portando a mal di testa.

Prevenire la Disidratazione

La prevenzione è sempre più gestibile e meno rischiosa del trattamento. Ecco alcune strategie per assicurare che il corpo rimanga adeguatamente idratato, soprattutto quando si pratica attività fisica:

1. **Bere regolarmente durante il giorno**: Attendere di avere sete prima di bere può già segnare uno stato di lieve disidratazione. È consigliabile bere piccole quantità di liquidi frequentemente durante tutto il giorno.

2. **Bilancia i fluidi prima e dopo l'esercizio**: Un buon metodo per misurare la perdita di fluidi durante l'attività fisica è pesarsi prima e dopo. È importante reintegrare il peso perso con un equivalente volumetrico di liquidi.

3. **Bere prima, durante e dopo l'esercizio**: Innaffiare il corpo prima dell'esercizio predispone una buona idratazione, ma è altrettanto cruciale mantenere questo livello con piccoli sorsi regolari durante l'attività e una rilevante reintegrazione alla conclusione.

4. **Integrare adeguate quantità di elettroliti**: Durante l'esercizio prolungato o in condizioni di caldo estremo, bevande ricche di elettroliti possono compensare quelli persi attraverso il sudore.

5. **Ascolta il tuo corpo**: Ognuno ha esigenze idriche diverse, influenzate da fattori come età, sesso, peso, livello di attività fisica e condizioni climatiche. Impara a riconoscere i segnali che il tuo corpo invia quando ha bisogno di più fluidi.

6. **Condizioni ambientali**: Presta particolare attenzione all'idratazione in ambienti estremamente caldi, umidi o in alte quote, dove il rischio di disidratazione è maggiormente accentuato.

7. **Vestiti adeguatamente**: Utilizzare abbigliamento che favorisce la dissipazione del calore e la traspirazione può ridurre la perdita di fluidi attraverso la sudorazione.

8. **Evita alcol e caffeina prima dell'esercizio**: Entrambi possono aumentare la diuresi (produzione di urina) e predisporre alla perdita di fluidi.

In Conclusione

Direttori, allenatori e atleti stessi hanno un ruolo fondamentale nel garantire che la strategia di idratazione sia non solo efficace ma anche adattabile alle esigenze individuali e alle condizioni ambientali. Integrare buone pratiche di idratazione nella routine quotidiana è essenziale non solo per migliorare le prestazioni, ma anche per la salute generale. Facciamo dell'idratazione una parte fondamentale della nostra strategia per la salute e la performance, con la stessa serietà e dedizione che dedichiamo all'allenamento e all'alimentazione.

CAPITOLO 6. CONSIDERAZIONI SPECIALI PER DIVERSI GRUPPI DI ATLETI

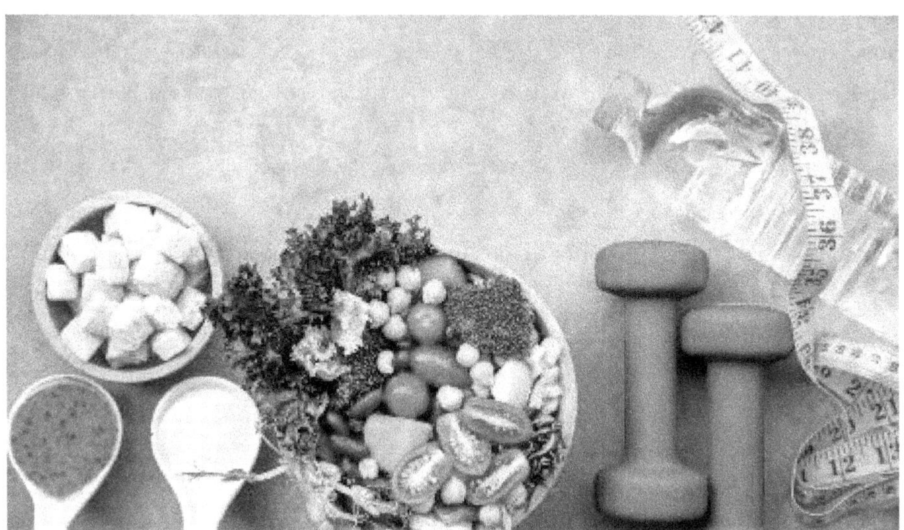

Ogni atleta è un mondo a sé, non solo per le capacità e le ambizioni, ma anche per la fisiologia unica che lo caratterizza. Assumendo questo come punto di partenza, nel Capitolo 6 del nostro viaggio attraverso i segreti dell'alimentazione sportiva, ci immergeremo nelle considerazioni speciali necessarie per differenti gruppi di atleti. Questo approfondimento si rivela essenziale perché comprendere e rispettare le necessità individuali può realmente fare la differenza tra una performance buona e una eccellente.

Qui parleremo di tre gruppi particolari: le atlete femminili, i giovani atleti e gli atleti che seguono diete vegetariane o vegane. Ogni gruppo possiede esigenze nutrizionali distinte che richiedono attenzioni e strategie specifiche. Ad esempio, le atlete femminili devono spesso fare i conti con fattori come il ciclo mestruale, che può influenzare sia la performance che le necessità nutrizionali, mentre i giovani atleti sono in una fase di crescita e sviluppo che richiede un apporto caloricamente adeguato e nutrizionalmente ricco.

Allo stesso tempo, gli atleti vegetariani e vegani possono affrontare sfide nell'assunzione di alcuni nutrienti essenziali, come proteine, ferro e vitamina B12, che sono più facilmente reperibili in fonti animali. Sarà nostro compito esplorare come bilanciare queste diete per garantire che non ci siano carenze che possano compromettere la salute e le prestazioni.

Insieme, ci addentreremo nelle particolarità di ogni gruppo, con l'intento di fornire soluzioni concrete e personalizzate, che non solo soddisfino le esigenze nutrizionali, ma che elevino anche le performance a livelli mai raggiunti prima. La nutrizione sportiva non è una scienza che applica una formula uguale per tutti, ma una pratica attenta e misurata che considera l'individualità come la chiave per il successo.

Nel mondo dello sport, le differenze biologiche tra genere maschile e femminile comportano non solo variabili fisiologiche ma anche nutrizionali. È essenziale che le sportive, sia professioniste che amatoriali, comprendano come la loro unicità biologica influenzi le loro esigenze alimentari, al fine di ottimizzare le prestazioni e preservare la salute a lungo termine.

Per le atlete, la nutrizione rappresenta uno degli aspetti cruciali, dato il loro fabbisogno calorico e nutrizionale, spesso maggiore o differenziato rispetto alla popolazione femminile non atleta. Le variabilità del ciclo mestruale influenzano notevolmente il metabolismo, e di conseguenza l'assimilazione dei nutrienti e la risposta del corpo all'allenamento, rendendo centrali le precisazioni nutrizionali in base alle fasi del ciclo.

La Gestione del Ciclo Mestruale

Il ciclo mestruale può influenzare in modo significativo la performance a causa delle fluttuazioni ormonali che possono incidere sulla forza muscolare, sull'umore e persino sulla tolleranza al dolore. Durante la fase follicolare, l'elevazione degli estrogeni favorisce l'uso dei glucidi come principale fonte di energia e può aumentare la resistenza. In questa fase, è benefico incrementare l'assunzione di carboidrati per sostenere gli allenamenti intensi.

Al contrario, nella fase luteale, quando i livelli di progesterone sono elevati, l'organismo tende a utilizzare i lipidi come fonte di energia. Qui, potrebbe essere saggio aumentare l'assunzione di acidi grassi sani per mantenere l'efficienza energetica, senza trascurare i carboidrati ma equilibrandoli in modo diverso.

Ferro e Densità Minerale Ossea

Due preoccupazioni predominanti nella nutrizione femminile sportiva sono la carenza di ferro e la gestione della densità minerale ossea. L'anemia da carenza di ferro è più comune nelle atlete femminili e può gravemente compromettere la performance atletica e la salute generale. È fondamentale monitorare regolarmente i livelli di ferro, specie in sport che implicano un alto impatto o perdite ematiche attraverso abbondanti mestruazioni.

Inoltre, mantenere una densità minerale ossea ottimale è cruciale per prevenire l'osteoporosi. Questo aspetto si rafforza includendo adeguate quantità di calcio e vitamina D nella dieta, nutrienti chiave per la salute ossea, che possono essere integrati con l'esposizione alla luce solare per aumentare la sintesi di vitamina D.

Proteine e Costruzione Muscolare

Anche il fabbisogno proteico merita una considerazione speciale. Le proteine sono essenziali per la riparazione e la costruzione del tessuto muscolare, e le atlete possono necessitare di una quantità superiore rispetto alle non atlete per supportare la loro attività fisica e recupero muscolare. Evidenze scientifiche suggeriscono che una dieta ricca di proteine di alta qualità, distribuita equamente nei pasti durante la giornata, facilita il mantenimento della massa muscolare e il recupero.

Idoneità e Prevenzione delle Infortuni

Un'altra priorità nella nutrizione sportiva femminile è la prevenzione delle lesioni, che può essere sostenuta da un adeguato apporto di macro e micronutrienti. Gli omega-3, per esempio, hanno proprietà anti-infiammatorie che possono aiutare nella riduzione del dolore muscolare post-esercizio e nella prevenzione di lesioni. Inoltre, una corretta idratazione è fondamentale, dato che anche una leggera disidratazione può influenzare negativamente la concentrazione e le prestazioni fisiche.

Strategie Nutrizionali Personalizzate

La parte cruciale della strategia alimentare per le atlete risiede nella sua personalizzazione. Nutrirsi in modo strategico significa considerare non solo le fasi del ciclo mestruale ma anche le specificità di ogni singola disciplina sportiva e gli obiettivi individuali, che possono variare da atleta a atleta. Ad esempio, una maratoneta avrà necessità nutrizionali differenti rispetto a un'atleta di sport di squadra come il calcio o il basket.

La personalizzazione si estende anche alla pianificazione dei pasti attorno agli allenamenti e alle competizioni. Adattare l'ingestione di nutrienti nei giorni di riposo rispetto ai giorni di allenamento o competizione può contribuire significativamente a massimizzare la performance e promuovere il recupero ottimale.

Conclusioni

Infine, non si può trascurare il supporto del team di assistenza, che include allenatori, nutrizionisti e medici, nel fornire alle atlete femminili le migliori condizioni per eccellere. La comunicazione aperta e regolare sugli aspetti della nutrizione, del benessere generale e della performance è vitale.

In somma, una nutrizione ben concepita per le atlete femminili non solo supporta e migliora la performance atletica, ma salvaguarda anche la salute a lungo termine, permettendo a queste straordinarie donne di spingere i loro limiti sempre più in alto, con energia, forza e vigore rinnovati.

6.2 Nutrizione Sportiva per Giovani Atleti

I giovani atleti si trovano in una fase della vita in cui il corpo è in crescita e sviluppo, e questo pone delle basi particolari e importanti nel contesto della nutrizione sportiva. Non si tratta solo di alimentare prestazioni presenti, ma di instaurare le fondamenta per un benessere duraturo, sia fisico che mentale. La sfida sta nel bilanciare le esigenze energetiche e nutritive con quelle di una crescita sana, in un contesto che spesso può essere competitivo e intensamente fisico.

Energia Adeguata per la Crescita e lo Sport

Il fabbisogno calorico di un giovane atleta è superiore a quello di un coetaneo che non pratica sport a livello competitivo. Il loro corpo non solo deve sostenere le attività quotidiane e l'esercizio fisico, ma anche supportare processi biologici intensi come la crescita. Un apporto calorico insufficiente può interrompere questi processi, portando a ritardi nella crescita, riduzione delle prestazioni e, nei casi più gravi, a condizioni come l'osteoporosi precoce o disturbi alimentari.

L'equilibrio è la parola chiave: è vitale che l'apporto calorico di un giovane atleta corrisponda al suo dispendio energetico, tenendo conto sia dell'attività fisica che della crescita. Gli apporti nutrizionali devono essere attentamente calibrati per garantire che ogni caloria consumata sia ricca di nutrienti necessari.

Macronutrienti: Carboidrati, Proteine e Grassi

I carboidrati sono il carburante principale per gli esercizi ad alta intensità e dovrebbero formare una sostanziale parte dell'apporto calorico giornaliero di un giovane atleta. Il loro ruolo principale è quello di fornire energia immediata e sostentare le riserve di glicogeno nei muscoli per esercizi prolungati e intensivi.

Le proteine sono essenziali per la riparazione e la costruzione del tessuto muscolare. Durante la crescita, un giovane atleta necessita di una maggiore quantità di proteine non solo per supportare le normali funzioni corporee ma anche per rispondere agli stimoli dell'allenamento e della competizione.

I grassi, spesso ingiustamente demonizzati, sono vitali per la salute a lungo termine. Forniscono acidi grassi essenziali e contribuiscono alla produzione di ormoni, oltre a essere una fonte importante di energia per attività a bassa intensità e di lunga durata.

Micronutrienti: Vitamine e Minerali

I micronutrienti giocano ruoli critici e spesso sottovalutati nello sviluppo e nel mantenimento della salute dei giovani atleti. Il calcio e la vitamina D sono cruciali per lo sviluppo di ossa forti, mentre il ferro è essenziale per il trasporto dell'ossigeno - fondamentale per atleti in fase di crescita rapida e con volumi di allenamento elevati.

La carenza di queste sostanze può non solo influire negativamente sulle prestazioni sportive, ma anche predisporre a problemi di salute nel lungo termine. Pertanto, è fondamentale che la dieta di un giovane atleta sia ricca e varia, in modo da coprire un ampio spettro di nutrienti essenziali.

Idratazione: Un Fattore Non Trascurabile

L'importanza dell'idratazione va oltre la semplice "sete". La deidratazione può influenzare le prestazioni cognitive e fisiche, essendo spesso più sottile e insidiosa nei giovani atleti, i quali potrebbero non essere ancora completamente capaci di interpretare i segnali del proprio corpo. Una corretta idratazione prevede non solo acqua ma anche elettroliti, che aiutano a mantenere l'equilibrio idrico, soprattutto durante l'esercizio prolungato o in ambienti caldi.

Programmazione dei Pasti e Recupero

Pianificare i pasti e gli spuntini intorno agli allenamenti e alle competizioni può fare una grande differenza nelle prestazioni e nel recupero. Un pasto ricco di carboidrati e moderato in proteine e grassi, consumato alcune ore prima dell'esercizio, può fornire l'energia necessaria per sostenere l'attività. D'altra parte, un pasto post-allenamento o competizione dovrebbe contenere una combinazione adatta di carboidrati e proteine per facilitare il recupero muscolare e il ripristino delle riserve di glicogeno.

Affrontare le Sfide Psicologiche e Sociali

La pressione di performare a livelli elevati può avere impatti psicologici significativi sui giovani atleti, influenzando spesso le loro scelte alimentari. L'ambiente sociale, inclusi compagni di squadra, allenatori e genitori, può sia supportare che ostacolare le pratiche alimentari sane. È quindi cruciale che il supporto emotivo e professionale sia una componente integrante della gestione della nutrizione sportiva per i giovani.

In conclusione, il programma nutrizionale di un giovane atleta non è solo un mezzo per migliorare la performance sportiva, ma un essenziale pilastro per una vita sana e attiva. Educare i giovani atleti, e coloro che li supportano, su come nutrirsi in modo corretto e bilanciato è una responsabilità che va al di là dello sport e incide profondamente sul loro benessere futuro.

6.3 NUTRIZIONE VEGETARIANA E VEGANA PER ATLETI

L'alimentazione vegetariana e vegana, sempre più diffusa anche tra gli atleti di ogni livello, solleva specifiche questioni nutrizionali che necessitano di un'attenzione precisa e personalizzata. Sebbene sia assolutamente possibile raggiungere alti livelli di rendimento atletico seguendo una dieta priva di carne e prodotti animali, è fondamentale adottare strategie mirate per soddisfare il fabbisogno nutrizionale e ottimizzare le prestazioni.

Adeguatezza Nutrizionale

Il primo passo per gli atleti che seguono una dieta vegetariana o vegana è garantire un'adeguata assunzione di tutti i nutrienti essenziali. Proteine, vitamina B12, ferro, calcio, zinco e acidi grassi sono spesso punti critici in queste diete. Le proteine sono fondamentali per la riparazione e la costruzione del muscolo, e diversamente dal mito comune, è assolutamente possibile ottenere proteine sufficienti e di alta qualità attraverso fonti vegetali. Legumi, chicchi integrali, tofu, seitan, quinoa e prodotti soia sono solo alcuni esempi di alimenti ricchi di proteine vegetali che possono essere integrati nel regime alimentare di un atleta.

La vitamina B12 è un altro nutriente cruciali che non si trova naturalmente nei prodotti vegetali. Le opzioni per gli atleti vegani includono alimenti fortificati o integratori specifici di vitamina B12 per prevenire carenze, che possono portare a gravi conseguenze sulla salute, come l'anemia e danni neurologici.

Il ferro presente nei vegetali è meno biodisponibile rispetto a quello di origine animale. Tuttavia, l'assorbimento può essere aumentato consumando cibi ricchi di vitamina C (come agrumi, frutti di bosco, peperoni, e broccoli) insieme a fonti di ferro vegetale come spinaci, lenticchie e fagioli.

Bilanciare Macro e Micronutrienti

Per gli atleti vegetariani o vegani, il bilanciamento dei macronutrienti deve essere pianificato con attenzione. Un apporto adeguato di carboidrati è essenziale per mantenere le riserve energetiche, mentre la quantità e tipologia di grassi consumati possono influenzare positivamente la prestazione atletica, l'infiammazione e la riparazione muscolare. Gli acidi grassi omega-3, meno abbondanti in una dieta vegana, possono essere integrati attraverso l'assunzione di oli di alghe e semi di chia o lino.

Pianificazione dei Pasti

La pianificazione dei pasti è fondamentale. Creare pasti e spuntini che siano non solo nutrizionalmente completi, ma anche capaci di sostenere il carico energetico delle sessioni di allenamento può richiedere un'attenzione particolare. Collaborare con un nutrizionista sportivo può aiutare a personalizzare il piano alimentare in base alle specifiche esigenze energetiche e di recupero dell'atleta, massimizzando così le performance e la salute generale.

Ascoltare il Corpo

Ascoltare il proprio corpo e fare aggiustamenti in base alle risposte fisiche personali è essenziale. Monitorare costantemente la propria condizione fisica, i livelli di energia, la qualità del sonno e la capacità di recupero, permette agli atleti di apportare modifiche al regime alimentare o di allenamento in tempo reale, promuovendo un approccio altamente personalizzato e dinamico.

Educarsi e Aggiornarsi

Infine, è cruciale rimanere informati. L'industria dell'alimentazione e della nutrizione sportiva è in continua evoluzione, con nuove ricerche che emergono regolarmente. Partecipare a seminari, leggere articoli accademici e restare in contatto con professionisti del settore può fornire insights preziosi e strategie innovative per ottimizzare la propria dieta e prestazione sportiva.

La nutrizione vegetariana e vegana, quando attentamente pianificata e monitorata, può essere non solo adeguata ma anche vantaggiosa per gli atleti, offrendo una vasta gamma di benefici per la salute che vanno dal controllo del peso alla riduzione del rischio di malattie croniche. Con la giusta conoscenza e strategia, i vegetariani e vegani possono raggiungere e persino superare i loro obiettivi atletici, dimostrando che un'alimentazione a base vegetale può essere potente quanto quella tradizionale.

CAPITOLO 7. STRATEGIE PER LA COMPOSIZIONE CORPOREA: AUMENTO MUSCOLARE E PERDITA DI GRASSO

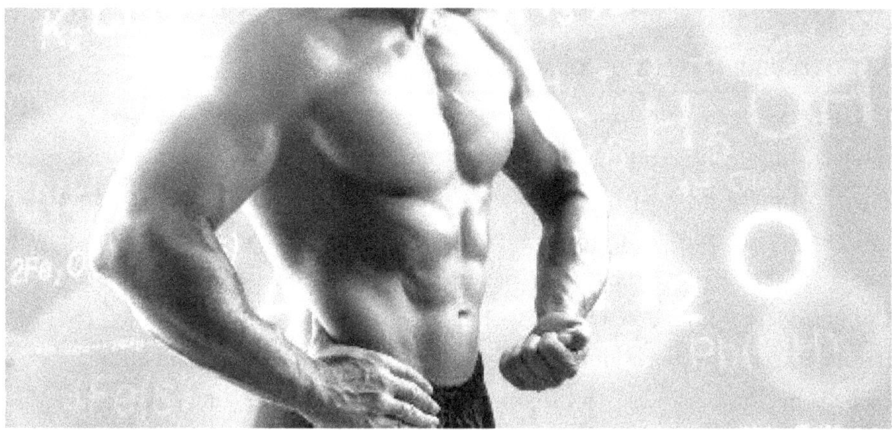

In questo capitolo, ci immergeremo nel core dell'alimentazione sportiva, affrontando un tema che inevitabilmente interessa ogni atleta e appassionato di fitness: l'ottimizzazione della composizione corporea attraverso l'aumento della massa muscolare e la riduzione del grasso corporeo. Una sfida, si direbbe, ma anche un'occasione di profondo apprendimento e trasformazione personale.

È fondamentale comprendere che il nostro corpo non è solo il tempio in cui risiedono le nostre aspirazioni sportive, ma è anche la tela su cui dipingiamo i risultati dei nostri sforzi. L'alimentazione, in questo contesto, gioca un ruolo duplice e complesso. Da un lato, deve fornire le risorse necessarie per costruire e mantenere una muscolatura robusta, mentre dall'altro, deve aiutare a modulare le riserve di grasso, in modo che possiamo raggiungere performance ottimali senza sacrificare il benessere o l'estetica.

Tuttavia, non esiste un'unica formula magica adatta a tutti. Il segreto sta nel personalizzare l'approccio nutritivo in modo che si adatti perfettamente alle esigenze individuali, considerando variabili come il tipo di sport praticato, il metabolismo personale e persino gli obiettivi a lungo termine. Nel processo di composizione corporea, ogni dettaglio alimentare conta, dalla quantità e tipo di proteine consumate, all'importanza dei tempi di ingestione dei macronutrienti.

Insieme, esploreremo strategie alimentari mirate, supportate da consigli pratici e scienza applicata, per aiutarti a costruire un corpo più forte e più snello. Ti guiderò attraverso un percorso che non si limita a raccomandare determinati alimenti o regimi, ma ti insegnerà a comprendere il tuo corpo e le sue reazioni, trasformando ogni pasto in un passo verso il successo sportivo.

Ricordiamoci sempre che l'alimentazione è una componente critica dell'equazione sportiva, ma è l'equilibrio intelligente e consapevole tra dieta e allenamento che potenzia realmente la prestazione. Intraprendiamo questo viaggio con entusiasmo e determinazione, armati delle migliori conoscenze e strumenti che la nutrizione sportiva può offrire.

7.1 COSTRUIRE MASSA MUSCOLARE MAGRA

L'obiettivo di aumentare la massa muscolare magra va oltre il semplice desiderio estetico; si tratta di una componente cruciale per migliorare sia le prestazioni sportive che la salute generale. La chiave per raggiungere tale obiettivo non risiede solamente nella frequenza o nell'intensità dell'allenamento, ma soprattutto nella qualità dell'alimentazione e nella comprensione dei processi biologici che regolano la crescita muscolare.

Comprendere il Metabolismo Muscolare

Il primo passo forse meno intuitivo ma essenziale per costruire massa muscolare magra è capire come i muscoli crescono. Il processo, noto come ipertrofia muscolare, si verifica quando le fibre muscolari sono sottoposte a stress, come quello provocato dall'esercizio fisico. In risposta, il corpo ripara o sostituisce le fibre muscolari danneggiate tramite un meccanismo che coinvolge la sintesi delle proteine. Questo rende le fibre più spesse e più robuste.

La crescita muscolare, quindi, non avviene mentre solleviamo pesi, ma durante i periodi di riposo. Qui entra in gioco l'alimentazione. Senza una nutrizione adeguata, il corpo non è in grado di completare questo processo efficacemente, portando a risultati mediocri o addirittura a infortuni.

La Nutrizione: Pilastro della Crescita Muscolare

Per facilitare l'aumento della massa muscolare magra, è cruciale aumentare l'apporto calorico in modo controllato. Questo 'surplus calorico' dovrebbe essere attentamente calcolato in base al metabolismo basale e al livello di attività fisica quotidiana. Ecco le linee guida su come strutturare questo apporto:

- **Proteine**: Fondamentali per la riparazione e la crescita del muscolo, la quantità raccomandata di proteine oscilla tra 1.6 e 2.2 grammi per kg di peso corporeo al giorno. Preferisci fonti di alta qualità come carne magra, pesce, uova, e legumi.

- **Carboidrati**: Essenziali per rifornire le riserve di energia e sostenere i livelli di intensità durante gli allenamenti, i carboidrati dovrebbero costituire circa il 50-60% dell'apporto calorico totale. Scegli carboidrati complessi come cereali integrali, patate, e frutta.

- **Grassi**: Anche se spesso demonizzati, i grassi sono vitali per la sintesi ormonale, inclusa quella del testosterone, che svolge un ruolo nella crescita muscolare. Circa il 20-30% delle calorie giornaliere dovrebbero provenire da grassi, in particolare da fonti insature come olio d'oliva, noci, e semi.

Tempistica delle Assunzioni

L'organizzazione del consumo di nutrienti nel corso della giornata è altrettanto importante. Diversi studi suggeriscono che consumare proteine e carboidrati immediatamente dopo l'allenamento può migliorare sia la sintesi proteica sia la ricostituzione delle riserve di glicogeno. Inoltre, frazionare l'assunzione di proteine in più porzioni nel corso della giornata può massimizzare i processi di riparazione muscolare.

Integrazione e Idoneità

In alcuni casi, gli integratori possono essere utili per raggiungere i requisiti nutrizionali necessari per l'aumento della massa muscolare magra. La creatina, ad esempio, è uno dei più studiati e ha dimostrato di migliorare la performance in allenamenti di breve durata ad alta intensità, favorendo in ultima analisi la crescita muscolare. Altrettanto popolari sono gli integratori di proteine in polvere, che possono aiutare a raggiungere l'apporto proteico giornaliero consigliato.

Riposo: il Grande Alleato

Non dimentichiamo il riposo. Dormire adeguatamente è essenziale per il recupero muscolare. Durante il sonno, infatti, il corpo produce ormone della crescita, che è vitale per la riparazione dei tessuti e la crescita muscolare. Un sonno insufficiente può non solo ostacolare la crescita muscolare, ma anche incrementare il rischio di infortuni.

Misurazione dei Progressi

Infine, è crucial monitorare i progressi. Ciò non solo fornisce una motivazione continua, ma offre anche dati preziosi che possono essere usati per affinare ulteriormente la dieta e l'allenamento. Utilizzare metodi come la misurazione delle circonferenze corporee, la valutazione della composizione corporea con metodi scientifici come la DEXA, o semplicemente monitorare le prestazioni in palestra può darti chiare indicazioni sulle tue evoluzioni.

L'incremento della massa muscolare magra non è un percorso rapido né facile, ma con l'approccio giusto, è un obiettivo pienamente raggiungibile. Ricorda, l'alimentazione è tanto una scienza quanto un'arte, e trovare l'equilibrio giusto per il tuo corpo richiederà tempo, pazienza e perseveranza.

7.2 STRATEGIE EFFICACI PER LA PERDITA DI GRASSO

Il dimagrimento e la riduzione del grasso corporeo sono temi sempre presenti nell'ambito della nutrizione sportiva, ma la loro esplorazione richiede un approccio olistico che coinvolge ogni aspetto dello stile di vita dell'atleta. La perdita di grasso non è soltanto una questione estetica, ma un fattore determinante per raggiungere la massima efficienza fisica e migliorare notevolmente le prestazioni sportive. In questo percorso, l'alimentazione gioca ancora una volta un ruolo cruciale.

Comprendere il Deficit Calorico

Il principio fondamentale per perdere grasso è quello di creare un deficit calorico, cioè consumare meno calorie di quante se ne bruciano. Tuttavia, la realizzazione di quest'obiettivo va oltre la semplice riduzione delle calorie assunte. È essenziale che questo deficit sia gestito con attenzione per preservare la massa muscolare magra e assicurare un efficiente funzionamento metabolico.

Strutturare un Deficit Calorico Sano

Un approccio efficace inizia con la riduzione modesta dell'apporto calorico. Ridurre le calorie troppo drasticamente può portare a una perdita consistente di massa muscolare, rallentare il metabolismo e causare una serie di problemi di salute. Generalmente, una riduzione del 10-20% dell'apporto calorico giornaliero totale è considerata sicura ed efficace.

Macro e Micro Nutrienti: Equilibrio Cruciale

È fondamentale dare priorità alla qualità dell'alimentazione, puntando su cibi ricchi di nutrienti piuttosto che semplicemente "mangiare meno".

- **Proteine**: Mantenere un apporto elevato di proteine è essenziale, poiché favoriscono la sazietà e proteggono la massa muscolare durante il dimagrimento. Carne magra, pesce, legumi e latticini a basso contenuto di grassi sono amici preziosi in questo viaggio.

- **Carboidrati**: Selezionare fonti di carboidrati complessi, come verdure, cereali integrali e frutta, che oltre a fornire energia, apportano fibre, essenziali per mantenere la digestione regolare e per gestire la sensazione di fame.

- **Grassi**: Anche durante il dimagrimento, i grassi non devono essere completamente eliminati. Optare per fonti di grassi buoni come gli acidi grassi omega-3 presenti nel pesce e olio di oliva, aiuta nella regolazione ormonale e nel mantenimento della salute globale.

L'Importanza dell'Idratazione

Bere sufficiente acqua è vitale per numerose funzioni corporee, inclusa la perdita di peso. L'idratazione adeguata aiuta a migliorare il metabolismo, aiuta nella digestione e può aumentare la sensazione di sazietà, evitando così consumo eccessivo di cibo.

Attività Fisica: Complemento Indispensabile

L'esercizio fisico dovrebbe essere un compagno costante del percorso alimentare. Combinare l'allenamento di resistenza, che aiuta a preservare e aumentare la massa muscolare, con il cardio, che incrementa il dispendio calorico, offre un metodo bilanciato e efficace per favorire la perdita di grasso.

Gestire ed Evitare i Plateau

Durante il percorso di dimagrimento, è normale sperimentare dei periodi in cui la perdita di peso sembra arrestarsi: i cosiddetti plateau. Questi momenti possono essere frustranti, ma sono spesso superabili con piccoli aggiustamenti al piano alimentare o all'intensità dell'esercizio fisico.

Il Ruolo del Sonno

Non dimentichiamo il riposo: dormire adeguatamente è essenziale in un programma di perdita di grasso. La privazione del sonno può alterare gli ormoni dell'appetito e ridurre la resilienza fisica e mentale, rendendo più difficile seguire un regime alimentare e di esercizio.

Misurazione e Adattamento

Monitorare i progressi è fondamentale. Non solo peso, ma prendere in considerazione misure di composizione corporea e benessere generale può fornire un quadro più completo del progresso. Essere pronti ad adattare l'approccio a seconda dei risultati e delle sensazioni personali è la chiave per un percorso di successo.

Perdere grasso corporeo richiede pazienza, dedizione e un approccio ben equilibrato che guardi alla nutrizione non solo come a un mezzo per ridurre il peso, ma come uno strumento per migliorare le prestazioni e la qualità della vita. Ricorda, la trasformazione più impattante avviene quando cibi, mente e movimento giocano insieme, in armonia.

7.3 COMBINARE DIETA E ESERCIZIO PER RISULTATI OTTIMALI

Integrare un'efficace strategia nutrizionale con un programma di allenamento ben calibrato è fondamentale per ottimizzare la composizione corporea, una sinergia che consente di ottenere risultati notevoli in termini di aumento della massa magra e riduzione del grasso. Quando parliamo dell'integrazione tra dieta ed esercizio, non ci riferiamo solamente alla scelta degli alimenti o alla pianificazione delle sessioni di allenamento, ma all'arte di saperli armonizzare strategicamente per accelerare e massimizzare i risultati.

Fondamenti dell'Integrazione Dieta-Esercizio

Innanzitutto, è essenziale riconoscere che ogni componente dell'allenamento – dalla resistenza alla forza, dal cardio alla flessibilità – manipola il corpo in maniere diverse, e la dieta può sia supportare che potenziare l'efficacia di questi sforzi. Ad esempio, gli allenamenti di forza richiedono una disponibilità adeguata di proteine per la riparazione muscolare, mentre le sessioni di resistenza beneficiano di una maggior quantità di carboidrati per mantenere la durata energetica.

Personalizzazione Nutrizionale

Per assicurare coerenza e successo, la personalizzazione è chiave. Considerare fattori come intensità e tipo di esercizio, il tempo di allenamento, gli obiettivi individuali e le condizioni fisiche preesistenti può aiutare a modulare l'assunzione di nutrienti per rispondere più efficacemente alle esigenze del corpo.

In parallelo, la strutturazione del piano alimentare dovrebbe riflettere e supportare il ciclo di allenamento. Ad esempio, nei giorni di allenamento ad alta intensità, aumentare l'apporto di carboidrati per potenziare l'energia e la performance, mentre in quelli di recupero o di attività più leggere, ridurre leggermente l'apporto calorico può aiutare a prevenire un accumulo di grasso non necessario.

Mantenere l'Equilibrio Energetico

Mantenere un bilancio energetico ottimale diviene quindi un delicato gioco di equilibrio, in cui è cruciale non solo seguire il piano dei macronutrienti ma anche capire quando e quanto mangiare. Adottando un approccio flessibile, che si adatti all'intensità del tuo regime di allenamento, puoi massimizzare tanto la perdita di grasso quanto l'incremento della massa muscolare.

Tempistica Nutrizionale

La tempistica del consumo di nutrienti, in particolare, gioca un ruolo critico. L'assunzione di cibo pre e post workout diventa una finestra strategica dove i nutrienti possono essere ottimizzati per il supporto energetico immediato e la riparazione muscolare successiva. Per esempio, un pasto o uno snack ricco di proteine e carboidrati entro un'ora dalla fine dell'esercizio può accelerare la riparazione dei tessuti muscolari e la ricostituzione delle riserve di glicogeno.

Integratori e Supplementi

Per alcuni, l'integrazione può servire come ponte per colmare le lacune nutrizionali che possono emergere in diete molto restrittive o in regimi di allenamento particolarmente severi. Supplementi come la creatina, usata per incrementare la performance fisica durante brevi sessioni di alta intensità, o gli aminoacidi a catena ramificata (BCAA), che possono aiutare nella riduzione della fatica e promuovere la sintesi proteica muscolare, possono essere valutati a seconda dei bisogni personali e integrati responsabilmente nel regime alimentare.

Ascolto e Adattabilità del Corpo

La capacità di ascoltare e interpretare le risposte del proprio corpo all'integrazione di dieta ed esercizio è un'abilità cruciale. Ogni persona reagisce in modo leggermente diverso agli stimoli allenanti e nutritivi, quindi essere attenti e pronti a fare aggiustamenti è indispensabile.

Monitoraggio dei Progressi

Il monitoraggio continuo dei progressi personali, sia attraverso trackings metabolici sia attraverso valutazioni fisiche regolari, permette di rimanere su un percorso di miglioramento costante, ottimizzando l'integrazione di dieta e esercizio per risposte sempre più efficaci.

In conclusione, il matrimonio tra dieta ed esercizio non è solo una questione di abbinare calorie consumate a calorie bruciate, ma un intreccio dinamico di timing, qualità nutrizionale, e intensità fisica. Questa sinergia non solo migliora la composizione corporea e le prestazioni, ma stabilisce un modello di vita equilibrato e sostenibile nel quale dieta ed esercizio si potenziano reciprocamente per una salute ottimale.

CAPITOLO 8. INTEGRATORI E AIUTI ERGOGENICI

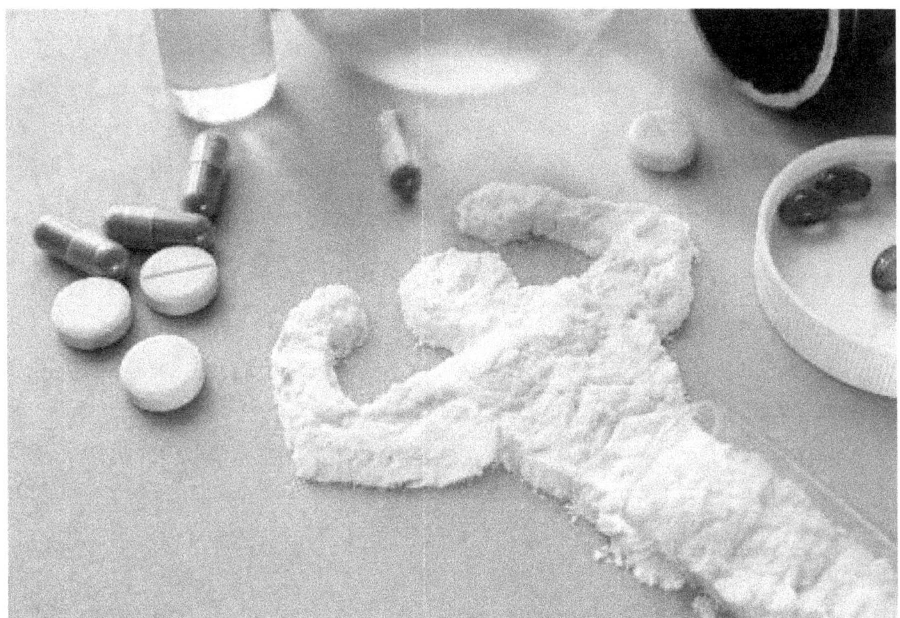

Nel mondo dello sport, dove ogni secondo e ogni millimetro possono fare la differenza, è naturale cercare ogni possibile vantaggio per migliorare le prestazioni. Da qui nasce l'interesse sempre più marcato verso gli integratori e gli aiuti ergogenici. Questi alleati delle prestazioni sportive possono spaziare da sostanze completamente naturali, come le proteine del siero di latte, a preparati più complessi e studiati, come gli integratori di creatina o di beta-alanina.

Si potrebbe pensare che l'uso di questi prodotti sia relegato esclusivamente agli atleti d'élite, ma in realtà, anche gli sportivi a livello amatoriale possono trarre grandi benefici da un'attenta e informata integratore. È essenziale, però, approcciarsi a questo mondo con conoscenza e consapevolezza. Errori nella scelta o nell'uso degli integratori non solo possono risultare inefficaci ma possono anche arrecare danni alla salute.

La chiave sta nel comprendere quali integratori sono veramente efficaci, come funzionano, e come possono essere integrati in modo sicuro nella propria routine di allenamento e dieta. Non tutti gli integratori sono creati uguali, e la loro efficacia può variare enormemente in base ai bisogni individuali dell'atleta e al tipo di sport praticato.

In questo capitolo, esploreremo il mondo degli integratori e aiuti ergogenici con l'obiettivo di darti tutte le informazioni necessarie per fare scelte informate. Scopriremo quali sono gli integratori più comuni tra gli atleti, analizzando i benefici che promettono e i potenziali rischi associati al loro uso. Ti guiderò attraverso il complicato paesaggio degli aiuti ergogenici, discernendo tra miti e realtà basate su solide evidenze scientifiche.

L'approccio sarà quello di un viaggio alla scoperta di come queste sostanze possano influenzare il tuo corpo e le tue prestazioni, mantenendo sempre in primo piano la sicurezza e il tuo benessere. Con questo fondo di conoscenza, sarai meglio equipaggiato per decidere se, quando e come integrare questi prodotti nel tuo percorso sportivo. Sebbene la tentazione di cercare scorciatoie sia forte, ricordiamo sempre che la chiave per il successo a lungo termine risiede nel duro lavoro, nella dedizione e in una dieta equilibrata supportata da scelte informate.

8.1 INTEGRATORI COMUNI PER LO SPORT: BENEFICI E RISCHI

Nel panorama sportivo odierno, gli integratori alimentari giocano un ruolo cruciale nel supportare gli atleti nelle loro esigenze nutrizionali, consentendo loro di superare i limiti fisici e migliorare le prestazioni. Tuttavia, è fondamentale comprendere in profondità non solo i benefici, ma anche i rischi di questi prodotti. Questo capitolo esplorerà alcuni degli integratori più comuni nel mondo dello sport, delineando la scienza che ne supporta l'uso e mettendo in guardia sui potenziali pericoli.

Proteine in Polvere

Le proteine in polvere, tra cui le più popolari sono quelle derivanti dal siero del latte, sono essenziali per la riparazione e la costruzione del tessuto muscolare. Gli atleti le utilizzano frequentemente per facilitare la ricrescita muscolare dopo l'allenamento e per aumentare la massa muscolare. Le evidenze scientifiche confermano che un adeguato apporto proteico, particolarmente immediatamente dopo l'esercizio, può significativamente migliorare la sintesi delle proteine muscolari. Tuttavia, un eccesso di proteine apportato da queste polveri può gravare sui reni e, in certi casi, portare a squilibri nutrizionali. È quindi di importanza cruciale integrarle seguendo un piano nutrizionale ben bilanciato.

Creatina

La creatina è uno degli integratori più studiati e utilizzati per aumentare la potenza muscolare e la performance atletica. Funziona incrementando le riserve di fosfocreatina nei muscoli, permettendo una produzione più rapida di energia durante esercizi brevi e intensi, come sprint o sollevamento pesi. Molti studi hanno confermato che la creatina può migliorare la forza, la potenza e la massa muscolare. Nonostante sia generalmente considerata sicura, alcuni utenti possono esperire effetti collaterali come crampi e gonfiore. Inoltre, è essenziale utilizzarla sotto consiglio di un nutrizionista, per evitare dosaggi eccessivi.

Beta-Alanina

La beta-alanina è un aminoacido che aiuta a migliorare la performance atletica aumentando i livelli di carnosina nel corpo, la quale a sua volta aiuta a regolare l'accumulo di acido lattico nei muscoli durante l'esercizio intenso. La supplementazione con beta-alanina può migliorare l'endurance e ritardare la sensazione di affaticamento. Tuttavia, è noto che causi parestesia, una sensazione di formicolio sulla pelle, se assunta in dosi elevate. Anche per questo supplemento, il monitoraggio da parte di un professionista è indicato per massimizzare i benefici evitando effetti indesiderati.

BCAA (Aminoacidi a Catena Ramificata)

I BCAA, composti da leucina, isoleucina e valina, sono aminoacidi essenziali che molte persone utilizzano per ridurre la fatica, accelerare la riparazione muscolare e migliorare l'uso delle riserve di grasso per l'energia. Sebbene alcuni studi sostengano che possano diminuire l'indolenzimento muscolare post-allenamento e migliorare la resistenza alla fatica, altri ricerche non hanno evidenziato benefici significativi. È dunque uno scenario in cui il singolo atleta potrebbe sperimentare risultati personali; comunque, occorre attenzione a non eccedere le dosi raccomandate.

Antiossidanti (Vitamina C, Vitamina E)

Molti atleti assumono antiossidanti per ridurre lo stress ossidativo causato dall'intenso esercizio fisico, che teoricamente potrebbe migliorare la capacità di recupero. Tuttavia, è importante notare che il corpo richiede un certo grado di stress ossidativo per adattarsi e migliorare; quindi, l'assunzione eccessiva di antiossidanti potrebbe in realtà interferire con i meccanismi di adattamento del corpo all'allenamento. Per questo motivo, l'approccio migliore consiste nell'assumere antiossidanti principalmente da fonti alimentari naturali, piuttosto che da integratori.

Omega-3

Gli acidi grassi Omega-3 sono famosi per i loro benefici sul sistema cardiovascolare e l'infiammazione. Nei contesti sportivi, l'integrazione con Omega-3 può aiutare a migliorare la funzionalità articolare e ridurre l'infiammazione e il dolore post-esercizio. Nonostante queste proprietà, gli Omega-3 sono da consumarsi con cautela poiché dosi eccessive possono alterare la coagulazione del sangue o interagire con altri farmaci.

Ogni integratore qui discusso porta con sé il potenziale di benefici significativi per l'atleta, ma anche rischi se non gestiti propriamente. È imperativo che l'integrazione sia sempre supervisionata da professionisti e basata su una conoscenza approfondita delle esigenze individuali e obiettivi specifici dell'atleta. Inoltre, l'integrazione dovrebbe sempre essere considerata un complemento a una dieta ben equilibrata e non una sostituzione di essa.

In definitiva, gli integratori possono essere componenti preziosi di un programma di allenamento ben strutturato, purché utilizzati saggiamente e responsabilmente. La conoscenza è il primo passo per una integrazione efficace e sicura, portando così l'atleta verso risultati ottimizzati e uno stato di salute migliore.

Scegliere gli integratori giusti può sembrare un'avventura attraverso un labirinto di promesse e informazioni spesso contrastanti. Tuttavia, con un approccio informato e critico, è possibile navigare in questo mondo complesso e trovare le soluzioni più adatte per massimizzare le tue prestazioni sportive e mantenere al contempo un elevato livello di salute.

Prima di tutto, è fondamentale che ogni decisione relativa agli integratori sia presa con una profonda conoscenza delle tue esigenze personali, basate sul tuo stato di salute attuale, i tuoi obiettivi sportivi e le eventuali condizioni mediche esistenti. Ecco alcuni passaggi chiave e considerazioni che ti guideranno nella selezione degli integratori più adeguati per te.

Conoscere il Proprio Corpo

Il primo passo nella scelta degli integratori è comprendere le esigenze del proprio corpo. Questo include la conoscenza di eventuali carenze nutrizionali che potrebbero essere meglio gestite con specifici integratori. Ad esempio, se i tuoi test mostrano una carenza di ferro, un integratore di ferro potrebbe essere indicato, soprattutto se sei un atleta di endurance dove tale carenza è comune. Pertanto, una valutazione iniziale con un medico o un nutrizionista sportivo è essenziale per stabilire un piano chiaro e personalizzato.

Definire Gli Obiettivi

Gli integratori dovrebbero sempre essere usati con uno scopo ben preciso. Determinare chiaro se l'obiettivo è aumentare la massa muscolare, migliorare la resistenza, ridurre la fatica, o recuperare più velocemente, aiuta a selezionare prodotti che possono effettivamente offrire benefici in queste aree. Ad esempio, la creatina è molto efficace per migliorare la potenza e la performance in attività ad alta intensità e breve durata, mentre gli integratori di proteine sono essenziali per la ripresa muscolare post allenamento.

Qualità e Purezza

Uno degli aspetti più critici nella scelta degli integratori è la certezza della qualità e della purezza del prodotto. È importante selezionare marchi che offrano trasparenza totale riguardo gli ingredienti, che utilizzino certificazioni di terze parti, e che siano conformi alle normative vigenti per gli integratori alimentari. Controlla sempre che gli integratori non contengano sostanze proibite se sei un atleta sottoposto a test antidoping.

Formulazione e Interazioni

Prima di iniziare un nuovo integratore, è essenziale comprendere come questo possa interagire con altri supplementi che stai assumendo o con farmaci prescritti. Alcuni ingredienti possono attenuare o potenziare l'effetto di altri, mentre in certi casi possono verificarsi interazioni negative. Un approccio cauto è sempre raccomandato, e la consulenza con un professionista sanitario diventa fondamentale.

Dosaggio e Tempistica

Il dosaggio è un altro fattore cruciale quando si considera l'integrazione. Un dosaggio eccessivo può condurre a effetti collaterali indesiderati o problemi di salute, mentre un dosaggio insufficiente potrebbe risultare inefficace. La comprensione della dose ottimale, adattata al tuo peso corporeo, tipo di attività fisica e i tuoi obiettivi generali, è essenziale. Inoltre, la tempistica dell'integrazione può influenzare la sua efficacia. Alcuni integratori sono più efficaci se assunti pre-allenamento, altri post-allenamento e altri ancora possono essere preferibili a digiuno o con i pasti.

Ascoltare il Proprio Corpo

Infine, è vitale ascoltare il proprio corpo e monitorare come risponde agli integratori. Gli effetti possono variare notevolmente tra un individuo e l'altro. Se un integratore causa disagio o non sembra produrre i risultati sperati, può essere necessario rivedere le scelte fatte. Mantenere un dialogo aperto con il tuo nutrizionista o medico e fare regolari valutazioni può aiutarti a rimanere in traccia e ottenere i massimi benefici dalla tua integrazione.

L'uso intelligente degli integratori può indubbiamente migliorare le tue prestazioni sportive, ma è fondamentale approcciare questo argomento con una strategia ben pensata e personalizzata. Ricorda sempre che gli integratori sono ciò che indica il nome: una supplementazione alla dieta, non un sostituto di una nutrizione genuina e di uno stile di vita attivo. Scegli saggiamente, ascolta il tuo corpo, e utilizza gli integratori per colmare le specifiche esigenze nutritive e raggiungere i tuoi obiettivi di performance.

8.3 IL RUOLO DEGLI AIUTI ERGOGENICI NATURALI

Gli aiuti ergogenici naturali rappresentano un capitolo affascinante nel mondo del supporto atletico, promettendo di migliorare le prestazioni atletiche attraverso fonti completamente naturali. Al contrario degli integratori sintetici, questi prodotti derivano da ingredienti naturali e hanno l'obiettivo di potenziare le capacità fisiche e mentali degli sportivi, senza introdurre sostanze estranee o nocive nel corpo.

Caffeina

Uno degli aiuti ergogenici naturali più conosciuti e studiati è la caffeina. Presente naturalmente in alimenti come caffè, tè e cioccolato, la caffeina è rinomata per la sua capacità di aumentare la vigilanza e ridurre la percezione della fatica. Gli atleti la utilizzano spesso per migliorare sia la resistenza sia la performance in sport che richiedono scatti o attività prolungata. Il meccanismo principale attraverso il quale la caffeina agisce è il blocco dei recettori dell'adenosina nel cervello, che sono coinvolti nella promozione del sonno e nella percezione della fatica. Multiple ricerche hanno dimostrato che la caffeina può migliorare significativamente la performance atletica, ma è essenziale gestirla con cura per evitare effetti collaterali come l'insonnia o l'agitazione.

Nitro-ossido (o Nitrati)

Un altro esempio interessante di aiuto ergogenico naturale è dato dai nitrati, che si trovano in abbondanza in verdure come barbabietole e spinaci. Una volta consumati, i nitrati sono convertiti in nitrito e successivamente in nitro-ossido nel corpo. Questo gas ha effetti vasodilatatori, ossia aiuta l'allargamento dei vasi sanguigni, migliorando così l'afflusso di sangue e ossigeno ai muscoli durante l'attività fisica. Gli studi hanno mostrato che l'assunzione di succo di barbabietola, per esempio, può migliorare significativamente la performance in esercizi di endurance, riducendo il consumo di ossigeno e aumentando la tolleranza all'esercizio fisico.

Adattogeni

Gli adattogeni sono una classe di erbe e funghi che sono creduti migliorare la resistenza del corpo allo stress fisico e mentale. Tra questi, ginseng e rhodiola sono particolarmente popolari tra gli atleti. Il ginseng è noto per le sue proprietà toniche e stimolanti, che possono aiutare a migliorare la concentrazione e la performance fisica. Rhodiola, d'altra parte, è spesso usata per aumentare l'energia, la resistenza, la forza e la capacità mentale. L'efficacia di questi adattogeni varia da persona a persona, e mentre ci sono studi che ne supportano l'uso, è importante approcciare il loro consumo con un certo grado di cautela e sempre sotto la guida di un esperto.

Aminoacidi a Catena Ramificata (BCAA)

Sebbene non esclusivamente "naturali" in quanto spesso integrati in forma concentrata, i BCAA (leucina, isoleucina e valina) sono naturalmente presenti in molte proteine alimentari. Questi aminoacidi sono particolarmente utili per la prevenzione del catabolismo muscolare, accelerando la ripresa e aumentando la sintesi proteica nel muscolo. L'integrazione con BCAA può essere particolarmente utile durante periodi di allenamento intenso o competizioni prolungate.

Antiossidanti Naturali

Gli antiossidanti sono cruciali per combattere i radicali liberi prodotti durante l'intenso esercizio fisico, che possono causare danni cellulari e influenzare la performance. Molte sostanze naturali, come le vitamine C ed E, beta-carotene, e composti presenti in frutti come i mirtilli, sono potenti antiossidanti. La chiave, tuttavia, è il loro consumo attraverso la dieta piuttosto che attraverso supplementi concentrati, per evitare di sopprimere completamente lo stress ossidativo che è essenziale per l'adattamento muscolare al training.

Concludendo, gli aiuti ergogenici naturali offrono una vasta gamma di opzioni per gli atleti che desiderano migliorare le loro prestazioni in modo sano e sostenuto. Queste sostanze, se impiegate correttamente e in combinazione con una dieta equilibrata e un programma di allenamento adeguato, possono essere strumenti preziosi nel toolkit di ogni atleta. Tuttavia, è vitale procedere con una comprensione chiara della loro natura, dei benefici che possono offrire e delle possibili limitazioni o effetti collaterali. Come sempre, la cosa migliore è consultare un professionista della salute o un nutrizionista sportivo per ottenere un quadro completo e personalizzato su come questi aiuti possano essere integrati efficacemente nel proprio regime atletico.

CAPITOLO 9. SUPERARE SFIDE E OSTACOLI COMUNI

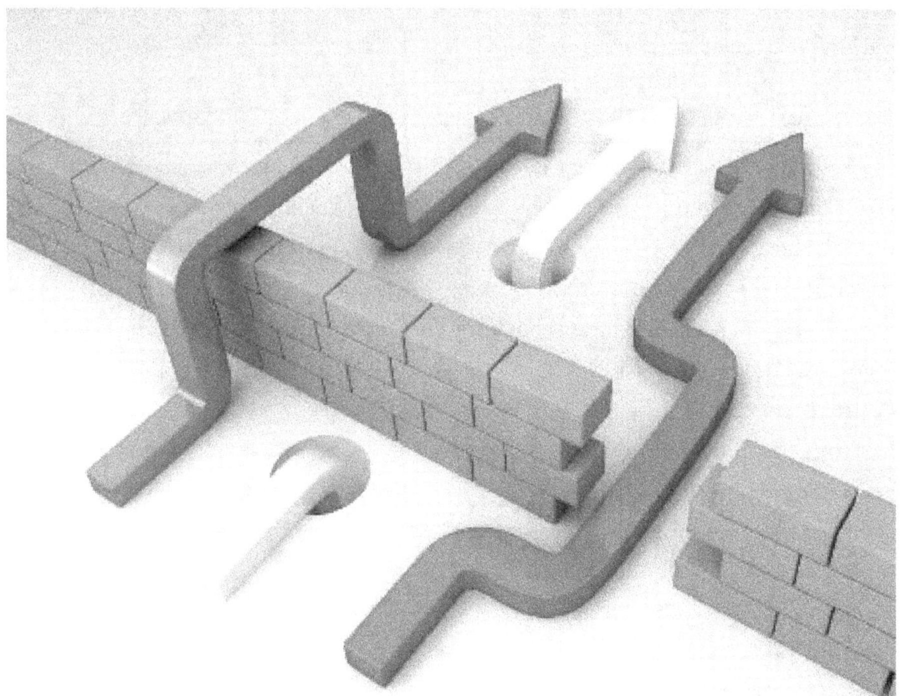

Nel nostro percorso verso l'eccellenza sportiva, attraversiamo una serie infinita di sfide e ostacoli. Questi non sono inviti a fermarci, ma piuttosto momenti preziosi che ci chiedono di adattarci e superarci. Ogni atleta, che sia un dignitoso professionista o un amante della domenica mattina, sperimenta periodi di stallo, incertezze alimentari e dilemmi di motivazione. Nel cammino per la trasformazione personale attraverso lo sport e la nutrizione, tali ostacoli sono in realtà inevitabili compagni di viaggio.

Non è insolito, ad esempio, trovarsi di fronte alla frustrazione di non vedere miglioramenti nonostante impegno e dedizione. O magari, ci troviamo a dover gestire restrizioni alimentari che sembrano limitare le nostre opzioni, rendendoci talvolta schiavi di un regime alimentare che ci sazia poco e ci soddisfa ancora meno. E poi c'è il tempo, sempre tiranno, quel bene così prezioso che sembra sfuggirci continuamente tra le dita quando vogliamo dedicarlo alla preparazione di pasti bilanciati e nutrienti.

Tuttavia, in questo capitolo non ci limiteremo a elencare problemi. Qui, voglio offrirvi soluzioni concrete, consigli e strategie da incarnare nella vostra quotidiana esistenza. Vi insegnerò a trasmutare la frustrazione in energia creativa, a vedere ogni restrizione dietetica come un'opportunità di esplorazione culinaria e a gestire il vostro tempo in modo che ogni minuto dedicato alla nutrizione diventi un investimento sulla vostra salute e performance. Attraverso storie di reali atleti che hanno incontrato e superato queste stesse sfide, scoprirete come è possibile non solo mantenere, ma alimentare la vostra passione per lo sport, senza perdere di vista l'obiettivo della salute e del benessere a lungo termine. Preparatevi a riscoprire il potere e il piacere di alimentare il vostro corpo in maniera intelligente e orientata al successo.

9.1 Affrontare i Periodi di Stallo e la Mancanza di Progressi

Ci sono momenti nella vita di ogni atleta, sia esso un professionista che un amatore, in cui nonostante l'impegno, la dedicazione e la fatica, i risultati sembrano arrestarsi. Questi periodi di stallo e la percezione di mancanza di progressi possono essere tra le sfide mentali più difficili da superare. È cruciale, in questi momenti, comprendere che ogni percorso verso il miglioramento personale, soprattutto nel contesto dello sport e della nutrizione, non è mai lineare.

Capire il Plateau

Il primo passo per affrontare questi ostacoli è riconoscerli e accettarli come parte integrante del processo di crescita. Un plateau, ovvero un periodo di stallo nei progressi, è spesso un segnale che il nostro corpo ci invia per indicarci che è il momento di apportare qualche variazione alla nostra routine.

Analisi del Contesto Personale

Ogni persona è unica, e ciò implica una varietà di fattori che possono influenzare il raggiungimento dei risultati. Dobbiamo quindi analizzare con attenzione il nostro stile di vita, il nostro regime alimentare e il nostro piano di allenamento. È essenziale considerare aspetti come il sonno, lo stress, e persino il nostro stato emotivo, che possono avere un impatto non trascurabile sulle nostre prestazioni.

La Regolazione dell'Alimentazione

Uno dei primi ambiti da esaminare è la dieta. In molti casi, l'introduzione di alcuni piccoli ma significativi cambiamenti nella propria alimentazione può rompere il ciclo di stallo. Bisogna valutare se stiamo consumando abbastanza calorie per supportare il nostro livello di attività fisica e se le distribuzioni di macronutrienti sono ottimizzate per i nostri specifici obiettivi sportivi. Non è raro scoprire che le proprie esigenze nutrizionali sono cambiate a seguito del miglioramento dell'efficienza fisica.

L'Importanza del Riposo

Il riposo è un altro elemento che spesso viene sottovalutato. Il corpo ha bisogno di tempo per recuperare e ricostruire quello che l'attività fisica intensa consuma. Un deficit di recupero può portare non solo a un plateau, ma anche a lesioni. Introdurre giorni di riposo o sessioni di allenamento a bassa intensità può essere quel cambiamento necessario per dare al corpo lo spazio di crescere.

Variare l'Allenamento

Un programma di allenamento può diventare meno efficace nel tempo se non viene aggiornato frequentemente. Introdurre nuove forme di esercizio o variare l'intensità e la durata delle sessioni può stimolare il corpo in modi nuovi e potenzialmente produrre miglioramenti laddove sembrava non fosse più possibile.

La Psicologia del Plateau

Oltre agli aspetti fisici, non bisogna trascurare il fattore psicologico. La frustrazione e la demotivazione che spesso accompagnano i periodi di stallo possono anch'esse contribuire a perpetuare la mancanza di progressi. In queste situazioni, potrebbe essere utile consultare un coach sportivo o uno psicologo per ristabilire un equilibrio mentale e trovare nuovi stimoli.

Ascoltare il Corpo

Infine, è vitalmente importante imparare ad ascoltare il proprio corpo, riconoscendo i segnali di stress fisico o mentale e rispettando i suoi bisogni di nutrimento e riposo. L'intuizione spesso può guidarci meglio di qualsiasi tecnica avanzata.

Questi approcci non sono una soluzione rapida, ma parte di un processo olistico e attento per il superamento dei plateau. È fondamentale ricordare che i periodi di stallo non sono un segno di fallimento, ma piuttosto una tappa normale e prevista nel viaggio di ogni atleta. Con una strategia adeguata e un'analisi approfondita delle proprie abitudini, è sempre possibile trovare nuovi modi per superarsi e avanzare verso i propri obiettivi.

In conclusione, ricordate che la persistenza e la flessibilità sono vostri alleati preziosi. Attraverso loro, è possibile trasformare ogni ostacolo in un'opportunità di crescita e di apprendimento, proseguendo con rinnovato vigore nel vostro percorso sportivo e nutrizionale. Quindi, quando vi trovate di fronte a un plateau, prendetelo come un invito a esplorare nuove opportunità che possono, alla fine, condurvi a risultati ancora più significativi e soddisfacenti.

9.2 GESTIRE RESTRIZIONI DIETETICHE E ALLERGIE

Nel mondo dello sport e dell'alimentazione, affrontare restrizioni dietetiche e allergie può sembrare un ostacolo insormontabile. Tuttavia, considerando la crescente prevalenza di sensibilità alimentari e allergie, è essenziale sviluppare strategie efficaci per gestirle senza compromettere la performance atletica e il benessere generale.

Comprendere le Restrizioni

Il primo passo sta nell'avere un'accurata comprensione delle proprie restrizioni alimentari. Che si tratti di intolleranze, allergie ormai confermate, o semplici sensibilità, è vitale identificare gli alimenti che causano problemi. Questo spesso comporta una diagnosi formale attraverso test medici, ma anche un attento monitoraggio dei sintomi in relazione alla dieta.

Collaborazione con Specialisti

Una volta identificate le restrizioni, il collaborare con dietologi sportivi o allergologi diventa cruciale. Questi professionisti possono aiutare a formulare un piano alimentare personalizzato che soddisfi sia le esigenze nutrizionali legate allo sport che quelle derivanti dalle restrizioni dietetiche.

Ripensare il Piano Alimentare

Una volta definiti gli alimenti problematici, è necessario ripensare il piano alimentare tenendo conto delle alternative. Per ogni nutriente che viene eliminato, bisogna trovare una fonte alternativa per garantire un apporto equilibrato di proteine, grassi, carboidrati, vitamine e minerali. Ad esempio, se si è intolleranti al lattosio, è importante trovare altre fonti di calcio e proteine, come latte di mandorle fortificato o tofu.

Essere Creativi in Cucina

Le restrizioni alimentari possono inizialmente sembrare limitanti, ma possono anche spingere a esplorare nuovi cibi e ricette. La cucina può diventare un terreno di sperimentazione ricco e gratificante, scoprendo alimenti e combinazioni che non solo rispettano le restrizioni, ma arricchiscono la dieta. Ad esempio, utilizzare farine alternative come quella di ceci o di mandorle può aprire nuove possibilità culinarie del tutto inaspettate.

Gestione Pratica nelle Competizioni e in Viaggio

Uno degli aspetti più complessi nella gestione delle restrizioni alimentari è mantenere una dieta appropriata quando si è fuori casa, soprattutto durante le competizioni o in viaggio. Preparare pasti da portare con sé o informarsi in anticipo sui ristoranti che offrono opzioni adatte può aiutare ad evitare situazioni difficili e stressanti. È anche utile portare sempre con sé snack sicuri e nutrienti.

Educazione Costante

L'educazione continua sui prodotti alimentari, le etichette e le alternative disponibili è un altro componente chiave. Le leggi sulla etichettatura degli alimenti possono cambiare, e nuovi prodotti possono entrare sul mercato. Mantenersi informati aiuta non solo a gestire meglio le proprie restrizioni, ma anche a scoprire nuove opzioni che potrebbero arricchire ulteriormente la dieta.

Supporto Emotivo e Sociale

Affrontare restrizioni dietetiche può essere anche una sfida emotiva e sociale. È facile sentirsi isolati o frustrati quando le proprie scelte alimentari sono limitate. Trovare una comunità, sia essa online o locale, di persone che affrontano sfide simili può offrire un supporto indispensabile. Condividere esperienze e consigli aiuta a gestire meglio le difficoltà quotidiane e a sentirsi parte di una collettività comprensiva.

Resilienza e Adattabilità

Infine, sviluppare resilienza e adattabilità è essenziale. Le restrizioni dietetiche richiedono una costante negoziazione tra il desiderio di seguire la dieta ottimale per le prestazioni sportive e la necessità di evitare cibi nocivi. Essere in grado di adattarsi rapidamente alle nuove situazioni ed esigenze, senza perdere di vista gli obiettivi a lungo termine, è una qualità che ogni atleta con restrizioni alimentari deve coltivare.

In conclusione, gestire restrizioni dietetiche e allergie mentre si persegue la performance sportiva richiede un attento bilanciamento di conoscenza, strategia e supporto. Sfide apparentemente limitanti possono trasformarsi in opportunità per una maggiore consapevolezza e creatività culinaria. Attraverso l'adattamento, l'innovazione e il supporto, è possibile mantenere uno stile di vita sportivo attivo e salutare, rispettando le esigenze del proprio corpo.

9.3 Mantenere la Motivazione e la Coerenza

Mantenere alta la motivazione e seguire con costanza un piano dietetico e di allenamento nel tempo sono, probabilmente, le sfide più significative che ogni atleta affronta. Settimana dopo settimana, la ripetitività degli esercizi e la linearità della dieta possono assumere le sembianze di un mostro tediante, fino a far vacillare anche la determinazione più fiera. Tuttavia, ci sono strategie efficaci per mantenere il fuoco della passione e la precisione dell'impegno.

Ritrova la Tua "Perché"

Ogni viaggio inizia con una ragione, un "perché" profondo che spinge a iniziare e a superare ogni ostacolo. Ricordare perché si è scelto di abbracciare uno stile di vita che valorizza la disciplina sportiva e la nutrizione può ravvivare il desiderio di proseguire quando la strada diventa ardua. Si tratta di rimettere a fuoco gli obiettivi, sia essi il miglioramento delle prestazioni, il raggiungimento di una condizione fisica ideale, o semplicemente il benessere generale.

Stabilire Obiettivi a Breve e Lungo Termine

Gli obiettivi sono i faro che guidano l'atleta. Stabilirne di grandi, a lungo termine, può dare una prospettiva e uno scopo generali, ma sono gli obiettivi a breve termine a fornire gratificazioni immediate e a misurare il progresso. Celebrare i piccoli successi mantiene alta la motivazione e rafforza la determinazione a continuare. Questi obiettivi dovrebbero essere specifici, misurabili, raggiungibili, rilevanti e limitati nel tempo (SMART).

Varia la Tua Routine

L'adattamento è una caratteristica fondamentale delle cellule viventi; così è anche per l'allenamento e l'alimentazione. Variare gli esercizi, la tipologia degli allenamenti, gli orari e anche i cibi consumati può ridurre la monotonia e stimolare nuove motivazioni. Un nuovo sport, un diverso programma di allenamento o l'esplorazione di nuovi alimenti e ricette può riaccendere l'entusiasmo pressoché spento.

Monitorare e Celebrare i Progressi

Tenere traccia dei progressi attraverso un diario di allenamento e nutrizionale è un potente motivatore. Guardare indietro per vedere quanto si è venuti lontano può essere estremamente gratificante e può servire come promemoria dei miglioramenti. Inoltre, stabilire regolari recensioni dei progressi con un coach o un nutrizionista può aiutare a modificare il piano di azione dove necessario e a mantenere alta la motivazione.

Trova la Compagnia Giusta

L'ambiente che ci circonda può essere tanto un ostacolo quanto un grande stimolo. Circondarsi di persone che condividono gli stessi obiettivi o che almeno supportano i tuoi può fare una grande differenza. Allenarsi con un amico, aderire a un gruppo sportivo o partecipare a forum online di affini può trasformare l'attività fisica in un'esperienza sociale divertente e stimolante.

Concediti delle Pausa

Anche l'atleta più dedicato ha bisogno di una pausa ogni tanto. Concedersi un giorno libero dall'allenamento o un pasto libero dalla dieta può aiutare a ricaricare le batterie mentali e fisiche. È importante, tuttavia, che queste pause non diventino la norma, ma piuttosto un'eccezione che aiuta a rafforzare la disciplina, non a eroderla.

Sii Gentile con Te Stesso

Il percorso verso la salute e le prestazioni ottimali è lungo e, a volte, frustrante. È essenziale approcciarsi con gentilezza e comprendere che ci saranno giorni no. L'accettazione e la comprensione dei propri limiti temporanei possono aiutare a mantenere l'equilibrio psicologico necessario per continuare.

Ricorda il Piacere

Infine, è fondamentale ricordare il piacere intrinseco dell'attività fisica e del mangiare sano. Trova gioia nei movimenti del tuo corpo, nel gusto dei cibi che nutrono, e lascia che questi piaceri ti ispirino a mantenere un impegno costante.

In conclusione, mantenere alta la motivazione e la coerenza in un percorso di benessere sportivo affronta inevitabili sfide. Tuttavia, con strategie chiare, supporto adeguato e un costante ricordo delle proprie motivazioni originali, ogni atleta può trovare in se stesso le risorse per continuare con vigore e gioia. La chiave è vedere ogni piccolo passo avanti come parte di un viaggio più grande e gratificante verso il proprio miglioramento personale.

CAPITOLO 10. RICETTE PER PRESTAZIONI OTTIMALI

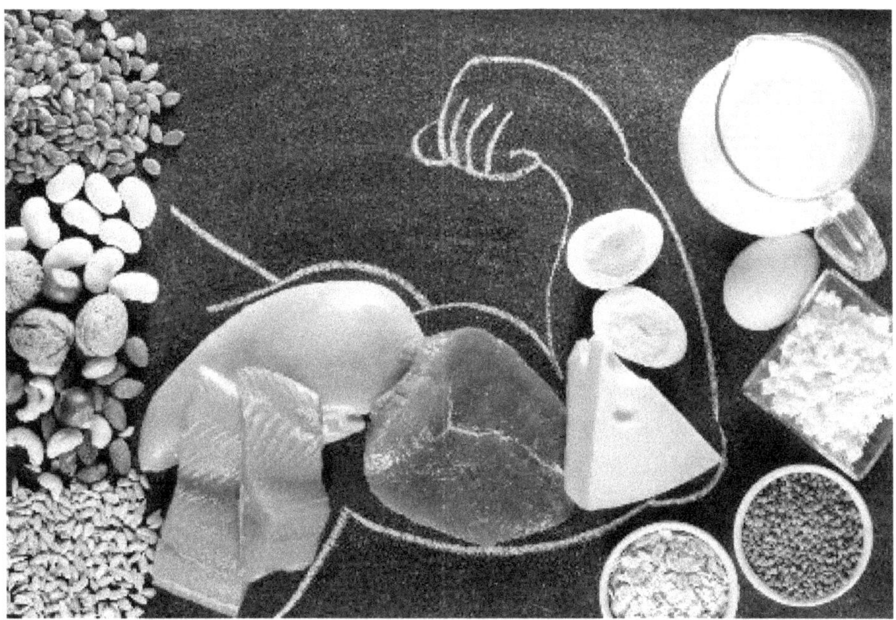

Immagina di svegliarti la mattina con un senso di energia e vigore che solo una colazione adeguatamente bilanciata può darti. La prima alba di ogni giornata porta con sé la promessa di un nuovo inizio, un'occasione per carburare il corpo e la mente in vista delle sfide che ci attendono. Particolarmente per te, atleta, la colazione non è solo un piacere, ma un preciso ed efficace strumento di potenziamento delle tue prestazioni.

In questo sotto capitolo, "Colazioni per Iniziare la Giornata con Energia," vogliamo darti più di una semplice serie di ricette; desideriamo infonderti la filosofia di una colazione che funge da trampolino di lancio per tutto ciò che seguirà. In un mondo dove la fretta mattutina può spesso costringerci a compiere scelte alimentari non ottimali, ci concentriamo su soluzioni che non solo soddisfino il palato, ma che alimentino anche il tuo spirito competitivo e le tue ambizioni atletiche.

La colazione ideale per un atleta come te dovrebbe contenere una sinergia di macronutrienti essenziali: carboidrati complessi per una rilascio graduale di energia, proteine di alta qualità per il supporto dei tessuti muscolari e grassi buoni per un benessere a lungo termine. Ogni ricetta che troverai qui è stata pensata per risvegliare il corpo in modo equilibrato, fornendo carburante duraturo senza appesantire.

Non solo ci occuperemo di darti le formule per preparazioni nutritive, ma anche di come queste possono essere facilmente integrate nella tua routine quotidiana, senza che tu debba sacrificare tempo prezioso o compromettere la qualità della tua alimentazione. Queste colazioni saranno il tuo segreto per mantenere alto il ritmo della giornata, dagli allenamenti intensi alle competizioni, fino agli impegni quotidiani che richiedono una mente lucida e reattiva.

Preparati a trasformare il modo in cui inizi la giornata: energia, gusto e salute si fondono per darti il miglior inizio possibile, ogni giorno.

10.1 COLAZIONI PER INIZIARE LA GIORNATA CON ENERGIA

FRULLATO DI AVENA E CACAO

Tempo di preparazione: 5 min

Tempo di cottura: nessuno

Modo di cottura: Frullatore

Porzioni: 1

Ingredienti:

- 1 banana, matura
- 2 cucchiai di fiocchi d'avena
- 1 cucchiaio di cacao in polvere, non zuccherato
- 1 cucchiaino di miele
- 300 ml di latte di mandorla
- 1 presa di cannella in polvere

Procedura:

1. Pelare la banana e tagliarla a pezzi
2. Mettere tutti gli ingredienti nel frullatore e frullare fino a ottenere un composto liscio e omogeneo
3. Servire immediatamente

Consigli:

- Aggiungere un pizzico di maca per un boost di energia
- Utilizzare latte freddo per una bevanda rinfrescante

Valori Nutrizionali: Calorie: 320, Grassi: 4.5g, Carboidrati: 62g, Proteine: 8g, Zuccheri: 35g

PANCAKE PROTEICO ALLA QUINOA

Tempo di preparazione: 10 min

Tempo di cottura: 15 min

Modo di cottura: Padella antiaderente

Porzioni: 2

Ingredienti:

- 2 albume d'uovo
- 50 g di quinoa, cotta
- 1 scoop di proteine in polvere, sapore vaniglia
- 50 ml di latte di soia
- 1 cucchiaino di lievito in polvere

- 1 cucchiaio di sciroppo d'acero, per servire
- Olio evo qb

Procedura:

1. Mescolare gli albumi con la quinoa, proteine in polvere e latte di soia fino a creare un composto omogeneo
2. Riscaldare un filo d'olio evo in una padella e versare piccole porzioni del composto
3. Cuocere ciascun pancake per 2-3 min per lato fino a doratura e gonfiore
4. Servire caldo con sciroppo d'acero

Consigli:

- Sostituire lo sciroppo d'acero con miele per una variante più dolce
- Aggiungere frutti di bosco freschi al servizio per un apporto di antiossidanti

Valori Nutrizionali: Calorie: 280, Grassi: 5g, Carboidrati: 42g, Proteine: 20g, Zuccheri: 12g

TOAST DI AVOCADO E UOVO IN CAMICIA

Tempo di preparazione: 15 min

Tempo di cottura: 3 min

Modo di cottura: Tostapane e Padella

Porzioni: 1

Ingredienti:

- 2 fette di pane integrale
- 1 avocado maturo
- 1 uovo
- 1 presa di paprika
- 1 cucchiaio di succo di limone
- Sale e pepe qb

Procedura:

1. Tostare le fette di pane
2. Sbucciare e schiacciare l'avocado con succo di limone, sale e pepe
3. Spalmare l'avocado sul pane tostato
4. Cuocere l'uovo in camicia in una padella con acqua bollente e un pizzico di sale per 3 min
5. Adagiare l'uovo sul toast e spolverare con paprika

Consigli:

- Sperimentare con diversi tipi di pane, come segale o multi cereale
- Aggiungere semi di chia o lino per un extra di Omega-3

Valori Nutrizionali: Calorie: 400, Grassi: 29g, Carboidrati: 29g, Proteine: 13g, Zuccheri: 4g

CREPES DI FARRO E SPINACI

Tempo di preparazione: 20 min

Tempo di cottura: 10 min

Modo di cottura: Padella

Porzioni: 2

Ingredienti:

- 100 g di farina di farro
- 200 ml di latte di riso
- 1 uovo
- 100 g di spinaci freschi
- 1 cucchiaio di olio evo
- Sale qb

Procedura:

1. Mescolare in una ciotola farina, latte, uovo e sale fino a ottenere un impasto liscio
2. Riscaldare l'olio in una padella e aggiungere gli spinaci fino a che non si appassiscono
3. Versare l'impasto sopra gli spinaci e cuocere per 5 min per lato

Consigli:

- Servire con un condimento a base di yogurt greco e erba cipollina
- Aggiungere un pizzico di noce moscata all'impasto per intensificarne il sapore

Valori Nutrizionali: Calorie: 290, Grassi: 9g, Carboidrati: 40g, Proteine: 12g, Zuccheri: 5g

SMOOTHIE BOWL ENERGIZZANTE

Tempo di preparazione: 5 min

Tempo di cottura: nessuno

Modo di cottura: Frullatore

Porzioni: 1

Ingredienti:

- 1/2 tazza di frutti di bosco congelati
- 1 banana
- 1/4 tazza di yogurt greco
- 1 cucchiaio di semi di chia
- 1/4 tazza di granola
- 1 cucchiaio di miele

Procedura:

1. Frullare frutti di bosco, banana e yogurt fino a ottenere un composto cremoso
2. Versare in una ciotola e guarnire con semi di chia, granola e un filo di miele

Consigli:

- Sperimentare con diversi tipi di yogurt, come quello al cocco per una variante esotica

- Aggiungere un cucchiaio di burro di mandorle per un apporto di proteine

Valori Nutrizionali: Calorie: 310, Grassi: 8g, Carboidrati: 50g, Proteine: 10g, Zuccheri: 30g

OMELETTE MEDITERRANEA

Tempo di preparazione: 10 min

Tempo di cottura: 5 min

Modo di cottura: Fornello

Porzioni: 1

Ingredienti:

- 3 albumi d'uovo
- 50 g di pomodorini ciliegia
- 30 g di feta
- 10 olive taggiasche, denocciolate
- 1 cucchiaio di erbe aromatiche miste, tritate
- Olio evo qb
- Sale e pepe qb

Procedura:

1. Battere gli albumi con sale e pepe
2. Riscaldare l'olio in una padella e versare gli albumi
3. Aggiungere pomodorini tagliati a metà, olive e feta sbriciolata
4. Cuocere fino a quando l'omelette non è dorata e ben cotta
5. Servire calda, spolverata con erbe aromatiche

Consigli:

- Incorporare spinaci o zucchine tritate per una variante più verde e ricca di fibre
- Servire con una fetta di pane integrale tostato per completare il pasto

Valori Nutrizionali: Calorie: 180, Grassi: 10g, Carboidrati: 3g, Proteine: 18g, Zuccheri: 2g

SMOOTHIE VERDE RIVITALIZZANTE

Tempo di preparazione: 10 min

Tempo di cottura: nessuno

Modo di cottura: Frullatore

Porzioni: 1

Ingredienti:

- 1 banana, matura
- 1 manciata di spinaci freschi
- 150 ml di latte di mandorle, non zuccherato
- 1 cucchiaio di semi di chia
- 1 cucchiaino di spirulina in polvere
- 5 cubetti di ghiaccio

• 1 cucchiaio di miele, opzionale

Procedura:

1. Mettere tutti gli ingredienti nel frullatore e frullare fino ad ottenere una consistenza liscia e omogenea
2. Versare in un bicchiere alto e servire immediatamente

Consigli:

• Aggiungere un cucchiaio di burro di mandorle per aumentare l'apporto proteico

• Se preferite uno smoothie più dolce, potete aggiungere miele a piacere

Valori Nutrizionali: Calorie: 250, Grassi: 4g, Carboidrati: 45g, Proteine: 8g, Zuccheri: 20g

CIOTOLA DI QUINOA E BACCHE

Tempo di preparazione: 15 min

Tempo di cottura: 15 min

Modo di cottura: Cottura a vapore

Porzioni: 1

Ingredienti:

• 100 g di quinoa

• 200 ml di acqua

• 1 manciata di mirtilli

• 1 manciata di lamponi

• 2 cucchiai di yogurt greco

• 1 cucchiaio di noci, tritate grossolanamente

• 1 cucchiaino di cannella in polvere

Procedura:

1. Risciacquare la quinoa sotto acqua fredda
2. Trasferirla in una piccola pentola, aggiungere l'acqua e portare a ebollizione
3. Ridurre la fiamma e cuocere a vapore fino a che la quinoa non diventa morbida
4. Lasciare raffreddare poi mescolare con bacche, yogurt greco, noci e cannella

Consigli:

• Servire con un filo di miele per un tocco di dolcezza

• Mantenere la quinoa cotta in frigorifero per preparare rapidamente questa colazione nei giorni successivi

Valori Nutrizionali: Calorie: 320, Grassi: 10g, Carboidrati: 50g, Proteine: 12g, Zuccheri: 7g

PANE PROTEICO ALLA BANANA E NOCI

Tempo di preparazione: 20 min

Tempo di cottura: 60 min

Modo di cottura: Forno

Porzioni: 10

Ingredienti:

- 200 g di farina integrale
- 3 banane mature, schiacciate
- 100 g di zucchero di canna
- 50 ml di olio di cocco
- 2 uova
- 100 g di noci tritate
- 1 presa di sale
- 1 cucchiaino di lievito in polvere

Procedura:

1. Pre-riscaldare il forno a 180°C
2. In una ciotola, mescolare farina, lievito e sale
3. In un'altra ciotola, combinare banana schiacciata, olio di cocco, uova e zucchero di canna
4. Incorporare gli ingredienti secchi con quelli umidi, aggiungendo le noci alla fine
5. Versare l'impasto in una teglia e cuocere in forno per circa un'ora

Consigli:

- Personalizzare aggiungendo pezzetti di cioccolato fondente all'impasto
- Conservare avvolto in pellicola per mantenerlo umido
- Fette ideali da mangiare anche con un velo di burro di arachidi

Valori Nutrizionali: Calorie: 270, Grassi: 15g, Carboidrati: 30g, Proteine: 6g, Zuccheri: 15g

---

MINI FRITTATE AGLI SPINACI E FETA

Tempo di preparazione: 15 min

Tempo di cottura: 20 min

Modo di cottura: Forno

Porzioni: 6

Ingredienti:

- 4 uova
- 200 g di spinaci, tritati
- 150 g di feta, sbriciolata
- 50 ml di latte
- 1 cucchiaio di olio evo
- 1 pizzico di noce moscata
- qb di pepe nero

Procedura:

1. Preriscaldare il forno a 175°C
2. In una padella, scaldare l'olio evo e saltare gli spinaci fino a che non si appassiscono
3. In una ciotola, sbattere le uova con il latte, aggiungere noce moscata e pepe

4.   Distribuire gli spinaci e la feta in stampi da muffin, versare il composto di uova sopra

5.   Cuocere in forno per circa 20 min

Consigli:

- Servire calde o fredde per una colazione veloce e nutritiva
- Aggiungere pezzetti di pomodoro secco per un sapore più intenso

Valori Nutrizionali: Calorie: 180, Grassi: 12g, Carboidrati: 3g, Proteine: 12g, Zuccheri: 2g

GAUFRE INTEGRALI ALLA ZUCCA

Tempo di preparazione: 20 min

Tempo di cottura: 15 min

Modo di cottura: Gaufrier

Porzioni: 8

Ingredienti:

- 250 g di farina integrale
- 200 g di purea di zucca
- 300 ml di latte
- 2 uova
- 50 ml di olio di semi
- 3 cucchiai di sciroppo d'acero
- 1 cucchiaino di cannella in polvere
- 1 cucchiaino di lievito in polvere
- qb di sale

Procedura:

1.   In una ciotola grande, mescolare farina, lievito, cannella e sale
2.   In un'altra ciotola, sbattere le uova con la purea di zucca, latte, olio e sciroppo d'acero
3.   Unire i liquidi agli ingredienti secchi, mescolando fino a ottenere un impasto omogeneo
4.   Cuocere nell'apposito gaufrier seguendo le istruzioni del produttore

Consigli:

- Servire con un ulteriore filo di sciroppo d'acero e una spolverata di cannella
- Ideali anche con un topping di yogurt greco e frutta fresca

Valori Nutrizionali: Calorie: 225, Grassi: 9g, Carboidrati: 34g, Proteine: 7g, Zuccheri: 9g

SMOOTHIE ENERGIZZANTE MIRTILLI E SPINACI

Tempo di preparazione: 5 min

Tempo di cottura: nessuno

Modo di cottura: Frullatore

Porzioni: 1

Ingredienti:

- 1 tz di mirtilli congelati
- 1 tz di spinaci freschi
- 1 banana matura
- 1 cucchiaio di semi di chia
- 2 cucchiai di burro di mandorle
- 1 cucchiaio di proteine in polvere al gusto di vaniglia
- 1½ tz di latte di mandorla non zuccherato

Procedura:

1. Unire tutti gli ingredienti nel frullatore
2. Frullare fino alla consistenza liscia e cremosa
3. Servire immediatamente

Consigli:

- Usare frutta congelata per una consistenza extra cremosa
- Aggiungere un cubetto di ghiaccio per extra freschezza se desiderato
- Personalizzare con differenti tipi di latte vegetale a seconda delle preferenze personali

Valori Nutrizionali: Calorie: 350, Grassi: 15g, Carboidrati: 45g, Proteine: 10g, Zuccheri: 28g

---

PANCAKES PROTEICI ALLA QUINOA

Tempo di preparazione: 15 min

Tempo di cottura: 10 min

Modo di cottura: Padella antiaderente

Porzioni: 4

Ingredienti:

- ¾ tz di farina di quinoa
- ¼ tz di farina di cocco
- 1½ cucchiaio di dolcificante naturale
- 1 cucchiaino di lievito in polvere
- 1 presa di sale
- 2 uova medie
- 1 tz di latte di avena
- 2 cucchiai di olio evo
- 1 cucchiaio di estratto di vaniglia

Procedura:

1. Combinare le farine, il dolcificante, il lievito e il sale in una ciotola
2. in un'altra ciotola, sbattere insieme uova, latte, olio e vaniglia
3. Unire gli ingredienti secchi e umidi e mescolare fino a ottenere un impasto omogeneo
4. Scaldare una padella antiaderente e cuocere ogni pancake

Consigli:

- Cuocere su fuoco medio-basso per evitare che si brucino
- Servire con miele e frutta fresca per un extra boost di energia
- Aggiungere un pizzico di cannella per un tocco speziato

Valori Nutrizionali: Calorie: 220, Grassi: 9g, Carboidrati: 29g, Proteine: 8g, Zuccheri: 5g

OMELETTE CON CON SPINACI E FETA

Tempo di preparazione: 10 min

Tempo di cottura: 5 min

Modo di cottura: Padella

Porzioni: 1

Ingredienti:

- 3 albumi
- 1 uovo intero
- ½ tz di spinaci tritati
- 50g di formaggio feta sbriciolato
- 1 cucchiaio di erba cipollina tritata
- sale e pepe qb
- 1 cucchiaino di olio evo

Procedura:

1. Riscaldare olio in padella
2. Sbattere gli albumi e l'uovo con un pizzico di sale e pepe
3. Versare in padella e cuocere a fuoco medio-basso finché l'omelette non inizia a rapprendersi
4. Aggiungere spinaci e feta, piegare a metà e continuare la cottura fino a doratura

Consigli:

- Evitare di cuocere a fuoco alto per preservare la texture soffice dell'omelette
- Accompagnare con una fetta di pane integrale tostato per un pasto completo

Valori Nutrizionali: Calorie: 180, Grassi: 10g, Carboidrati: 3g, Proteine: 18g, Zuccheri: 2g

PORRIDGE DI AMARANTO E PERE

Tempo di preparazione: 10 min

Tempo di cottura: 20 min

Modo di cottura: Pentola

Porzioni: 2

Ingredienti:

- ½ tz di amaranto
- 1 tz di acqua
- 1 tz di latte di riso
- 1 pera, tagliata a cubetti

- 1 cucchiaino di cannella
- 1 cucchiaio di nocciole tritate
- 1 cucchiaio di sciroppo d'acero

Procedura:

1. Riscaldare acqua e latte in una pentola
2. Aggiungere amaranto e portare a ebollizione
3. Ridurre a fuoco lento e cucinare per 20 min. mescolando occasionalmente
4. Quando l'amaranto è pronto, aggiungere pere e cannella e cuocere per altri 5 min.

Consigli:

- Servire caldo con una spolverata di nocciole e un filo di sciroppo d'acero
- Variare la frutta secondo la stagione per diversificare il gusto

Valori Nutrizionali: Calorie: 255, Grassi: 7g, Carboidrati: 42g, Proteine: 7g, Zuccheri: 12g

---

YOGURT GRECO CON GRANOLA FATTA IN CASA E MIELE

Tempo di preparazione: 10 min
Tempo di cottura: nessuno
Modo di cottura: Nessuna Cottura
Porzioni: 1
Ingredienti:

- 1 tz di yogurt greco
- ¼ tz di granola casa
- 2 cucchiai di miele
- ¼ di cucchiaino di estratto di vaniglia
- 1 cucchiaio di semi di lino macinati

Procedura:

1. Mescolare yogurt, miele, vaniglia e semi di lino in una ciotola
2. Aggiungere granola al momento di servire per mantenere la croccantezza

Consigli:

- Preparare la granola in anticipo per avere sempre a disposizione un rapido nutritivo
- Aggiungere frutta fresca a piacere

Valori Nutrizionali: Calorie: 310, Grassi: 9g, Carboidrati: 36g, Proteine: 25g, Zuccheri: 22g

---

TOAST D'AVOCADO E UOVO AL VAPORE

Tempo di preparazione: 10 min
Tempo di cottura: 7 min
Modo di cottura: Padella
Porzioni: 2

Ingredienti:

- 2 fette di pane integrale
- 1 avocado maturo, schiacciato
- 2 uova
- un pizzico di pepe rosso
- qb di sale e pepe
- un filo di olio evo

Procedura:

1. Tostare il pane
2. Cuocere le uova in camicia
3. Spalmare l'avocado sul pane tostato, aggiungere le uova, condire con sale, pepe e pepe rosso

Consigli:

- Servire subito per gustare al meglio
- Aggiungere un filo di olio evo e succo di limone per un extra sapore

Valori Nutrizionali: Calorie: 380, Grassi: 27g, Carboidrati: 23g, Proteine: 14g, Zuccheri: 3g

---

SMOOTHIE BOWL DI ACAI E SPINACI

Tempo di preparazione: 10 min

Tempo di cottura: nessuno

Modo di cottura: Frullatore

Porzioni: 1

Ingredienti:

- 2 cucchiai di polvere di acai
- 1 banana congelata
- 100 g di spinaci freschi
- ½ avocado
- 250 ml di latte di mandorla
- 1 cucchiaio di semi di chia
- 1 cucchiaio di miele

Procedura:

1. Mettere nel frullatore la polvere di acai, la banana, gli spinaci, l'avocado e il latte di mandorla e frullare fino ad ottenere una crema liscia
2. Aggiungere i semi di chia e il miele e mescolare brevemente

Consigli:

- Servire immediatamente per mantenere la freschezza degli ingredienti
- Aggiungere un cucchiaio di burro di mandorla per una dose extra di proteine

Valori Nutrizionali: Calorie: 350, Grassi: 15g, Carboidrati: 50g, Proteine: 8g, Zuccheri: 22g

Tempo di preparazione: 15 min
Tempo di cottura: nessuno
Modo di cottura: Mescolamento
Porzioni: 2
Ingredienti:

- 250 g di ricotta magra
- 2 cucchiai di tè matcha in polvere
- 1 cucchiaio di miele
- Estratto di vaniglia qb
- 30 g di mandorle tritate
- 1 albume d'uovo

Procedura:

1. Mescolare la ricotta con il tè matcha, il miele e un po' di estratto di vaniglia fino a ottenere un composto omogeneo
2. Montare a neve l'albume d'uovo e incorporarlo delicatamente al composto
3. Distribuire nelle coppe e guarnire con le mandorle tritate

Consigli:

- Conservare in frigo per almeno un'ora prima di servire per permettere alla mousse di rassodare
- Decorare con foglie di menta per un tocco di freschezza

Valori Nutrizionali: Calorie: 280, Grassi: 16g, Carboidrati: 21g, Proteine: 14g, Zuccheri: 15g

Tempo di preparazione: 20 min
Tempo di cottura: 5 min
Modo di cottura: Padella antiaderente
Porzioni: 4
Ingredienti:

- 2 banane mature
- 100 g di quinoa cotta
- 2 uova
- 1 cucchiaino di bicarbonato
- 1 pizzico di sale
- ½ cucchiaino di cannella
- Olio di cocco per la cottura

Procedura:

1. Schiacciare le banane e mischiarle con la quinoa, le uova, il bicarbonato, la cannella e il sale
2. Riscaldare una padella antiaderente e ungere leggermente con olio di cocco

3. Versare il composto a cucchiaiate nella padella, cuocere 2-3 minuti per lato

Consigli:

- Servire caldi con una spolverata di cocco grattugiato
- Per una versione più dolce, aggiungere un filo di sciroppo d'acero

Valori Nutrizionali: Calorie: 180, Grassi: 5g, Carboidrati: 29g, Proteine: 7g, Zuccheri: 8g

TOAST DI AVOCADO E SALMONE AFFUMICATO

Tempo di preparazione: 10 min

Tempo di cottura: nessuno

Modo di cottura: Composizione

Porzioni: 1

Ingredienti:

- 2 fette di pane integrale tostato
- ½ avocado maturo
- 100 g di salmone affumicato
- 1 cucchiaio di succo di limone
- Pepe nero qb
- Aneto fresco

Procedura:

1. Schiacciare l'avocado con il succo di limone e un pizzico di pepe nero e spalmare sul pane tostato
2. Aggiungere il salmone affumicato sopra e guarnire con aneto fresco

Consigli:

- Prima di servire, aggiungere una spolverata di semi di papavero per un extra di texture
- Consumare subito per mantenere la croccantezza del pane

Valori Nutrizionali: Calorie: 310, Grassi: 20g, Carboidrati: 20g, Proteine: 15g, Zuccheri: 2g

BARRETTE ENERGETICHE DI AVENA E BACCHE DI GOJI

Tempo di preparazione: 15 min

Tempo di cottura: 25 min

Modo di cottura: Forno

Porzioni: 12

Ingredienti:

- 200 g di fiocchi di avena
- 50 g di bacche di goji
- 50 g di noci tritate
- 3 cucchiai di miele
- 1 mela grattugiata
- 1 cucchiaino di cannella

Procedura:

1. Mescolare tutti gli ingredienti in una ciotola fino a ottenere un composto omogeneo
2. Stendere il composto su una teglia rivestita di carta da forno e pressare bene
3. Cuocere in forno a 180°C per 25 minuti

Consigli:

- Lasciar raffreddare completamente prima di tagliare in barrette
- Conservare in contenitori ermetici per mantenere la croccantezza

Valori Nutrizionali: Calorie: 150, Grassi: 5g, Carboidrati: 23g, Proteine: 4g, Zuccheri: 10g

CREMA DI YOGURT GRECO E SEMI DI CHIA

Tempo di preparazione: 5 min

Tempo di cottura: nessuno

Modo di cottura: Mescolamento

Porzioni: 1

Ingredienti:

- 150 g di yogurt greco
- 2 cucchiai di semi di chia
- 1 cucchiaio di miele
- ½ cucchiaino di estratto di vaniglia
- Frutta fresca a scelta per guarnire

Procedura:

1. Mescolare lo yogurt con i semi di chia, il miele e l'estratto di vaniglia
2. Lasciare riposare per 5 minuti affinché i semi di chia si gonfino leggermente

Consigli:

- Servire guarnito con frutta fresca a scelta
- Per una colazione più nutriente, aggiungere un pugno di noci tritate

Valori Nutrizionali: Calorie: 200, Grassi: 9g, Carboidrati: 21g, Proteine: 10g, Zuccheri: 14g

FRULLATO DI AVENA E MANDORLE CON SPIRULINA

Tempo di preparazione: 5 min

Tempo di cottura: nessuno

Modo di cottura: Nessuna Cottura

Porzioni: 1

Ingredienti:

- 1 banana matura
- 2 cucchiai di fiocchi d'avena
- 1 cucchiaio di burro di mandorle

- 1 cucchiaino di spirulina in polvere
- 1 tz di latte di mandorle
- 1 cucchiaio di semi di chia
- 1 cucchiaio di miele

Procedura:

1. Unire tutti gli ingredienti nel frullatore
2. Frullare fino a ottenere un composto cremoso e omogeneo
3. Servire immediatamente

Consigli:

- Incrementare la dolcezza aggiungendo stevia
- Utilizzare banana congelata per una consistenza più cremosa

Valori Nutrizionali: Calorie: 350, Grassi: 14g, Carboidrati: 50g, Proteine: 8g, Zuccheri: 20g

CROSTATA DI QUINOA E FRUTTI ROSSI

Tempo di preparazione: 15 min
Tempo di cottura: 20 min
Modo di cottura: Forno
Porzioni: 4
Ingredienti:

- 100g di quinoa
- 200 ml di acqua
- 1 cucchiaio di sciroppo di acero
- 150g di frutti rossi misti
- 2 cucchiai di yogurt greco
- 1 cucchiaio di noci tritate
- 1 pizzico di cannella in polvere

Procedura:

1. Cuocere la quinoa nell'acqua bollente per 15 min
2. Scolare e lasciar raffreddare
3. Miscelare la quinoa con lo sciroppo di acero, mettere in una teglia e pressare sul fondo
4. Distribuire i frutti rossi e le noci, coprire con yogurt e cannella
5. Cuocere in forno a 180°C per 20 min

Consigli:

- Servire tiepida o fredda
- Guarnire con extra frutti rossi prima di servire

Valori Nutrizionali: Calorie: 220, Grassi: 6g, Carboidrati: 34g, Proteine: 8g, Zuccheri: 11g

Tempo di preparazione: 10 min

Tempo di cottura: 5 min

Modo di cottura: Padella

Porzioni: 1

Ingredienti:

- 3 albumi
- 30g di spinaci freschi
- 50g di feta
- 1 avocado maturo
- 1 cucchiaio di succo di limone
- 1 presa di sale
- pepe qb

Procedura:

1. Mescolare gli albumi con un pizzico di sale e pepe
2. Cuocere in una padella antiaderente aggiungendo gli spinaci e la feta tritata
3. Frullare l'avocado con succo di limone per creare una salsa
4. Servire l'omelette con la salsa di avocado

Consigli:

- Sostituire l'avocado con yogurt greco per una variante più leggera
- Aggiungere erbe aromatiche fresche per più sapore

Valori Nutrizionali: Calorie: 270, Grassi: 18g, Carboidrati: 10g, Proteine: 20g, Zuccheri: 2g

Tempo di preparazione: 15 min

Tempo di cottura: 10 min

Modo di cottura: Padella

Porzioni: 3

Ingredienti:

- 100g di farina di farro
- 200g di purea di zucca
- 1 cucchiaino di lievito in polvere
- 2 uova
- 1 cucchiaio di olio di cocco
- 1 presa di noce moscata
- sciroppo d'acero qb

Procedura:

1. Mescolare la farina, il lievito e la noce moscata
2. Aggiungere le uova, la purea di zucca, e mescolare fino ad ottenere un composto omogeneo

3.   Scaldare l'olio in una padella e cuocere i pancakes

4.   Servire con sciroppo d'acero

Consigli:

- Utilizzare zucca già cotta per risparmiare tempo
- Servire con frutti di bosco freschi per un tocco di freschezza e colore

Valori Nutrizionali: Calorie: 250, Grassi: 7g, Carboidrati: 42g, Proteine: 8g, Zuccheri: 6g

---

MUFFIN PROTEICI AI MIRTILLI E RICOTTA

Tempo di preparazione: 20 min

Tempo di cottura: 25 min

Modo di cottura: Forno

Porzioni: 12

Ingredienti:

- 200g di farina integrale
- 100g di ricotta
- 2 uova
- 100g di mirtilli freschi
- 1 tz di latte di soia
- 1 cucchiaio di olio di cocco
- 1 cucchiaino di estratto di vaniglia
- 1 cucchiaino di cannella
- 2 cucchiaini di lievito per dolci

Procedura:

1.   Mescolare farina, lievito, cannella
2.   In una ciotola separata, sbattere le uova con ricotta, latte, olio e vaniglia
3.   Unire gli ingredienti secchi a quelli umidi aggiungendo i mirtilli
4.   Versare in stampi per muffin e cuocere a 180°C per 25 min

Consigli:

- Utilizzare altri frutti di bosco per variazioni gustose
- Servire con yogurt greco e miele per una colazione completa

Valori Nutrizionali: Calorie: 150, Grassi: 4g, Carboidrati: 22g, Proteine: 6g, Zuccheri: 10g.

SMOOTHIE ENERGIZZANTE ALLA SPIRULINA E MIRTILLI

Tempo di preparazione: 5 min

Tempo di cottura: nessuno

Modo di cottura: Frullatura

Porzioni: 1

Ingredienti:

- 1 banana matura
- 1 tz di mirtilli freschi

- 1 cucchiaino di spirulina in polvere
- 1 cucchiaio di semi di chia
- 250 ml di latte di mandorla non zuccherato
- 1 cucchiaio di sciroppo d'acero

Procedura:

1. Pelare la banana e tagliarla a pezzi
2. Mettere tutti gli ingredienti nel frullatore e frullare fino a ottenere un composto omogeneo
3. Servire immediatamente

Consigli:

- Aggiungere cubetti di ghiaccio per una bevanda più rinfrescante
- Personalizzare con un cucchiaio di burro di mandorle per aumentare l'apporto proteico

Valori Nutrizionali: Calorie: 295, Grassi: 4g, Carboidrati: 57g, Proteine: 6g, Zuccheri: 35g

---

SMOOTHIE RIVITALIZZANTE CON ACAI E SEMI DI CHIA

Tempo di preparazione: 10 min
Tempo di cottura: nessuno
Modo di cottura: Frullatura
Porzioni: 1
Ingredienti:

- 200 ml di latte di mandorla
- 1 cucchiaio di polvere di acai
- 1 banana matura
- 2 cucchiai di semi di chia
- 1 cucchiaio di burro di mandorle
- 1 cucchiaio di sciroppo d'acero

Procedura:

1. Collocare tutti gli ingredienti nel frullatore e frullare fino ad ottenere un composto cremoso e omogeneo
2. Servire immediatamente in un bicchiere alto

Consigli:

- Aggiungere cubetti di ghiaccio per una freschezza estiva
- Incorporare un cucchiaio di proteine in polvere per un extra di sostegno muscolare
- Sperimentare con diversi tipi di latte vegetale per variazioni nel sapore

Valori Nutrizionali: Calorie: 295, Grassi: 9g, Carboidrati: 50g, Proteine: 7g, Zuccheri: 30g

PANCAKES PROTEICI AI MIRTILLI

Tempo di preparazione: 15 min

Tempo di cottura: 10 min

Modo di cottura: Cottura su piastra

Porzioni: 4

Ingredienti:

- 2 uova intere
- 1 tz di farina di avena
- 1/2 tz di latte di cocco
- 1 cucchiaino di lievito in polvere
- 1/2 cucchiaino di estratto di vaniglia
- 1 pizzico di sale
- 1 tz di mirtilli freschi
- evo qb per cottura

Procedura:

1. Mescolare le uova, farina di avena, latte di cocco, lievito, estratto di vaniglia e sale per ottenere un impasto omogeneo
2. Scaldare una padella antiaderente e ungere leggermente con evo
3. Versare un mestolo di impasto per ogni pancake e distribuire i mirtilli sopra
4. Cuocere fino a doratura e girare delicatamente

Consigli:

- Servire con miele naturale o sciroppo d'acero
- Aggiungere un tocco di cannella in polvere per un sapore speziato
- Consumare caldi per un inizio di giornata energizzante

Valori Nutrizionali: Calorie: 250, Grassi: 8g, Carboidrati: 35g, Proteine: 12g, Zuccheri: 10g

OMELETTE VERDE CON SPINACI E AVOCADO

Tempo di preparazione: 10 min

Tempo di cottura: 5 min

Modo di cottura: Frittura

Porzioni: 1

Ingredienti:

- 3 uova intere
- 1 manciata di spinaci freschi, tritati
- 1/2 avocado, tagliato a cubetti
- 1 cucchiaio di formaggio caprino
- evo qb
- sale e pepe qb

Procedura:

1. Sbattere le uova con sale e pepe
2. Scaldare una padella con evo e aggiungere gli spinaci per un minuto
3. Versare le uova e cuocere a fiamma media
4. Aggiungere l'avocado e il formaggio caprino prima di chiudere l'omelette

Consigli:

- Servire calde con una spolverata di pepe nero
- Accompagnare con un'insalata di pomodorini per un pasto ricco di nutrienti

Valori Nutrizionali: Calorie: 400, Grassi: 29g, Carboidrati: 12g, Proteine: 24g, Zuccheri: 3g

BUDINO DI CHIA AL COCCO E MANGO

Tempo di preparazione: 120 min (incluso riposo)

Tempo di cottura: nessuno

Modo di cottura: Nessuna Cottura

Porzioni: 2

Ingredienti:

- 1/3 tz di semi di chia
- 1 tz di latte di cocco
- 1 mango, tagliato a cubetti
- 2 cucchiai di sciroppo d'acero
- 1/2 cucchiaino di estratto di vaniglia

Procedura:

1. Miscelare semi di chia, latte di cocco, sciroppo d'acero e estratto di vaniglia in un recipiente
2. Lasciare riposare in frigorifero per almeno 2 ore
3. Servire con mango fresco sopra

Consigli:

- Gustare come colazione o come dolce nutriente post allenamento
- Personalizzare con altri frutti come lamponi o kiwi per diverse note di gusto

Valori Nutrizionali: Calorie: 355, Grassi: 24g, Carboidrati: 30g, Proteine: 8g, Zuccheri: 20g

TOAST ALL'AVOCADO CON UOVO POCHÉ E SALMONE AFFUMICATO

Tempo di preparazione: 15 min

Tempo di cottura: 5 min

Modo di cottura: Cottura in acqua e tostatura

Porzioni: 1

Ingredienti:

- 2 fette di pane integrale

- 1 avocado maturo
- 1 uovo
- 2 fette di salmone affumicato
- sale
- pepe
- succo di limone qb

Procedura:

1. Tostare il pane fino a doratura
2. Schiacciare l'avocado e condire con limone, sale e pepe
3. Spalmare l'avocado sul pane
4. Cuocere l'uovo poché in acqua leggermente acidulata con aceto
5. Posizionare l'uovo e il salmone sulle fette d'avocado

Consigli:

- Guarnire con un filo d'olio extra-vergine d'oliva e una spolverata di pepe fresco
- Ideale per una colazione ricca di omega-3 e proteine

Valori Nutrizionali: Calorie: 410, Grassi: 23g, Carboidrati: 34g, Proteine: 20g, Zuccheri: 4g

---

PORRIDGE DI QUINOA E BACCHE ROSSE

Tempo di preparazione: 15 min

Tempo di cottura: 15 min

Modo di cottura: Cottura su fornello

Porzioni: 2

Ingredienti:

- 1 tz di quinoa, risciacquata
- 2 tz di latte di mandorla
- 1 cucchiaino di cannella
- 1/3 tz di mirtilli
- 1/3 tz di lamponi
- 1/3 tz di fragole, tagliate
- 2 cucchiai di noci, tritate
- 1 cucchiaio di miele

Procedura:

1. Cuocere la quinoa nel latte di mandorla con la cannella fino a totale assorbimento
2. Aggiungere i mirtilli, lamponi e fragole negli ultimi minuti di cottura
3. Servire caldo con noci tritate e miele

Consigli:

- Sperimentare con diverse combinazioni di bacche per diversi profili di sapore
- Aggiungere un cucchiaio di yogurt greco per extra proteine
- Un'ottima scelta per un apporto di carboidrati complessi e antiossidanti

Valori Nutrizionali: Calorie: 295, Grassi: 7g, Carboidrati: 50g, Proteine: 8g, Zuccheri: 15g

10.2 PRANZI E CENE ENERGIZZANTI

Nella frenesia del quotidiano, tra allenamenti intensi e impegni personali, trovare il momento per un pranzo o una cena che sia genuinamente ristoratore può sembrare una sfida. Ma non temere, perché ciò che ti proponiamo in questo segmento del libro non sono soltanto piatti deliziosi, ma veri e propri alleati nella tua ricerca di eccellenza sportiva. Pranzi e Cene Energizzanti non è solo un titolo, ma una promessa: quella di trasformare i tuoi pasti in fonti di energia pura e sostenibile.

Capire l'importanza di un pasto ben bilanciato è cruciale per un atleta. Ogni ricetta che esploreremo insieme è pensata per massimizzare la tua energia e ottimizzare il recupero, senza mai tralasciare il gusto. I pranzi e le cene che proporremo saranno ricchi di nutrienti essenziali, pensati per sostenere la tua attività fisica e accelerare la rigenerazione muscolare post-esercizio.

Includeremo piatti che variano da quelli ricchi di proteine e carboidrati complessi - indispensabili per riempire le scorte di energia e contribuire alla riparazione tessutale - a quelli arricchiti con grassi salutari e antiossidanti, vitali per combattere l'infiammazione e migliorare il benessere generale. La diversità delle ricette assicura che vi sia sempre qualcosa di nuovo e stimolante da provare, adeguato alle tue necessità nutrizionali e alle tue preferenze personali.

Progettare questi piatti non significava solo scegliere gli ingredienti giusti, ma anche pensare a come questi possono essere integrati armoniosamente nella tua vita quotidiana. Pertanto, ognuno di essi è stato creato tenendo in mente la tua agenda densa di impegni, garantendo che la preparazione sia semplice e veloce, senza compromettere la qualità o il gusto.

Preparati a deliziare il palato mentre nutri il tuo corpo e la tua mente, perché ogni boccone sarà un passo verso le tue massime prestazioni sportive. Questo è il tuo nuovo standard per pranzi e cene: non soltanto nutrire il corpo, ma energizzare lo spirito.

COUSCOUS DI MARE CON ZAFFERANO

Tempo di preparazione: 20 min
Tempo di cottura: 15 min
Modo di cottura: Cottura a vapore
Porzioni: 4
Ingredienti:

- 200g di couscous
- 300g di frutti di mare misti
- 1 bustina di zafferano
- 400 ml di brodo vegetale
- 1 cucchiaio di olio evo

- 1 cipolla tritata
- qb di prezzemolo fresco

Procedura:

1. Cuocere a vapore i frutti di mare fino a che non diventano teneri
2. In una pentola, far appassire la cipolla nell'olio evo, aggiungere il couscous e tostare leggermente
3. Sciogliere lo zafferano nel brodo caldo e versarlo sul couscous
4. Coprire e lasciar riposare per 5 minuti, poi sgranare con una forchetta
5. Aggiungere i frutti di mare al couscous e mescolare delicatamente
6. Servire guarnito con prezzemolo tritato

Consigli:

- Aggiungere una spolverata di pepe nero per intensificare i sapori
- Servire con spicchi di limone per aggiungere una nota agrumata

Valori Nutrizionali: Calorie: 350, Grassi: 5g, Carboidrati: 45g, Proteine: 30g, Zuccheri: 5g

---

QUINOA ROSA CON BARBABIETOLA E AVOCADO

Tempo di preparazione: 15 min

Tempo di cottura: 20 min

Modo di cottura: Bollitura

Porzioni: 4

Ingredienti:

- 150g di quinoa
- 1 barbabietola grande, cotta e tagliata a cubetti
- 1 avocado maturo, tagliato a cubetti
- qb di succo di lime
- 2 cucchiai di semi di girasole
- qb di erba cipollina
- qb di evo

Procedura:

1. Cuocere la quinoa in acqua bollente per 15 minuti
2. Scolare e lasciar raffreddare
3. In una ciotola, combinare la quinoa con barbabietola, avocado, succo di lime e semi di girasole
4. Condire con evo e guarnire con erba cipollina tritata

Consigli:

- Aggiungere un pizzico di sale rosa dell'Himalaya per esaltare i sapori
- Ideale da servire fresca come piatto unico energizzante

Valori Nutrizionali: Calorie: 290, Grassi: 15g, Carboidrati: 33g, Proteine: 8g, Zuccheri: 5g

TACOS DI POLLO AL LIME E CORIANDOLO

Tempo di preparazione: 25 min

Tempo di cottura: 10 min

Modo di cottura: Cottura in padella

Porzioni: 4

Ingredienti:

- 400g di petto di pollo tagliato a strisce
- qb di succo di lime
- 2 cucchiai di olio evo
- 1 cucchiaio di coriandolo tritato
- 8 tortillas di mais
- 1 avocado, affettato
- qb di cipolla rossa, affettata

Procedura:

1. Marinare il pollo con succo di lime, olio evo e coriandolo per 15 minuti
2. Cuocere il pollo in padella fino a doratura
3. Scaldare brevemente le tortillas
4. Assemblare i tacos aggiungendo il pollo, avocado, e cipolla rossa nelle tortillas

Consigli:

- Utilizzare tortillas di mais per una migliore digeribilità
- Aggiungere una spruzzata di peperoncino per un tocco piccante

Valori Nutrizionali: Calorie: 310, Grassi: 9g, Carboidrati: 34g, Proteine: 26g, Zuccheri: 3g

RISOTTO AL CAVOLFIORE E PARMIGIANO

Tempo di preparazione: 10 min

Tempo di cottura: 25 min

Modo di cottura: Cottura a fuoco lento

Porzioni: 4

Ingredienti:

- 1 cavolfiore medio, grattugiato a formare "riso"
- 1 L di brodo vegetale
- 50g di parmigiano grattugiato
- 1 cipolla piccola, tritata
- 2 cucchiai di evo
- qb di sale e pepe

Procedura:

1. In una pentola, soffriggere la cipolla con evo fino a che non diventa trasparente
2. Aggiungere il "riso" di cavolfiore e tostare per qualche minuto
3. Versare gradualmente il brodo caldo e cuocere a fuoco lento, mescolando frequentemente, fino a cottura completa

4.   Fuori dal fuoco, mantecare con parmigiano, sale e pepe

Consigli:

• Servire questo piatto come alternativa a basso contenuto di carboidrati al risotto tradizionale

• Decorare con foglie di basilico per un tocco di freschezza

Valori Nutrizionali: Calorie: 210, Grassi: 9g, Carboidrati: 22g, Proteine: 12g, Zuccheri: 8g

---

BURGER DI SALMONE E QUINOA

Tempo di preparazione: 30 min

Tempo di cottura: 10 min

Modo di cottura: Grigliatura

Porzioni: 4

Ingredienti:

• 300g di salmone fresco tritato

• 100g di quinoa cotta

• 1 uovo

• 2 cucchiai di erba cipollina tritata

• 1 cucchiaio di senape

• qb di pane integrale, per servire

• qb di insalata mista

• qb di evo per grigliare

Procedura:

1.   Combinare in una ciotola salmone, quinoa, uovo, erba cipollina e senape
2.   Formare 4 burger
3.   Grigliare i burger per circa 5 minuti per lato
4.   Servire nei panini integrali con insalata

Consigli:

• Accompagnare con una salsa allo yogurt e cetriolo per aggiungere freschezza e cremosità

• Optare per panini integrali per una maggiore fibra

Valori Nutrizionali: Calorie: 390, Grassi: 22g, Carboidrati: 23g, Proteine: 27g, Zuccheri: 3g

---

SPAGHETTI INTEGRALI AL PESTO DI RUCOLA E NOCI

Tempo di preparazione: 15 min

Tempo di cottura: 9 min

Modo di cottura: Bollitura

Porzioni: 4

Ingredienti:

• 350g di spaghetti integrali

- 50g di rucola
- 30g di noci tritate
- 30g di parmigiano reggiano
- 1 spicchio d'aglio
- 60 ml di evo
- qb di sale e pepe

Procedura:

1. Cuocere gli spaghetti integrali in abbondante acqua salata
2. Nel frattempo, nel mixer combinare la rucola, le noci, il parmigiano, l'aglio e l'evo fino a ottenere una crema omogenea
3. Scolare gli spaghetti e mescolarli con il pesto preparato
4. Servire con una spolverata di pepe

Consigli:

- Aggiungere qualche foglia di rucola fresca sopra per decorazione e un'esplosione di gusto
- Conservare il pesto avanzato in frigorifero e utilizzarlo come condimento per insalate

Valori Nutrizionali: Calorie: 420, Grassi: 22g, Carboidrati: 45g, Proteine: 16g, Zuccheri: 2g

INSALATA DI QUINOA CON POLLO, AVOCADO E SEMI DI CHIA

Tempo di preparazione: 20 min
Tempo di cottura: 10 min
Modo di cottura: Bollitura
Porzioni: 4
Ingredienti:

- 200g di quinoa
- 300g di petto di pollo, tagliato a cubetti
- 1 avocado maturo, tagliato a cubi
- 50g di pomodorini, tagliati a metà
- 1 manciata di foglie di spinaci freschi
- 3 cucchiai di semi di chia
- 2 cucchiai di succo di limone
- 3 cucchiai di evo
- Sale e pepe qb

Procedura:

1. Cuocere la quinoa in acqua bollente salata per circa 15 minuti
2. Scolare e lasciare raffreddare
3. Nel frattempo, saltare il pollo in una padella con un filo di evo fino a doratura completa
4. In una grande ciotola combinare la quinoa, il pollo, l'avocado, i pomodorini, gli spinaci e i semi di chia

5. Condire con succo di limone, evo, sale e pepe, mescolando delicatamente

Consigli:

- Servire fresco
- Aggiungere un filo di evo prima di servire per un extra di sapore
- Per una variante più ricca, aggiungere feta sbriciolata o noci tritate

Valori Nutrizionali: Calorie: 485, Grassi: 22g, Carboidrati: 45g, Proteine: 27g, Zuccheri: 4g

---

RISOTTO AL TARTUFO NERO E MASCARPONE

Tempo di preparazione: 10 min

Tempo di cottura: 25 min

Modo di cottura: Cottura a fuoco lento

Porzioni: 4

Ingredienti:

- 350g di riso Carnaroli
- 1L di brodo vegetale
- 200g di mascarpone
- 50g di tartufo nero, grattugiato
- 30g di burro
- 1 cipolla piccola, tritata finemente
- 100ml di vino bianco
- Sale e pepe qb

Procedura:

1. Soffriggere la cipolla nel burro fino a che non diventa trasparente
2. Aggiungere il riso e tostarlo per qualche minuto
3. Sfumare con il vino bianco e lasciare evaporare
4. Aggiungere il brodo poco alla volta, continuando a mescolare, fino a cottura completa del riso
5. Togliere dal fuoco e mantecare con mascarpone e tartufo grattugiato

Consigli:

- Servire immediatamente
- Utilizzare tartufo di alta qualità per un sapore più intenso
- Accompagnare con un bicchiere di vino bianco secco

Valori Nutrizionali: Calorie: 560, Grassi: 24g, Carboidrati: 64g, Proteine: 13g, Zuccheri: 2g

---

SPIEDINI DI SALMONE E VERDURE AL LIMONE

Tempo di preparazione: 15 min

Tempo di cottura: 10 min

Modo di cottura: Grigliatura

Porzioni: 4

Ingredienti:

- 400g di filetto di salmone, tagliato a cubi
- 1 zucchina, tagliata a rondelle
- 1 peperone rosso, tagliato a pezzi
- 1 limone, il succo
- 2 cucchiai di evo
- Sale e pepe qb

Procedura:

1. Marinare il salmone con succo di limone, evo, sale e pepe per almeno 10 minuti
2. Infilzare il salmone e le verdure alternati su spiedini
3. Grigliare su fuoco medio-alto per circa 5 minuti per lato

Consigli:

- Servire con fette di limone a parte
- Unire un'insalata di rucola per un pasto completo
- Bagnare gli spiedini con extra succo di limone prima di servire fornisce un gusto più fresco

Valori Nutrizionali: Calorie: 295, Grassi: 15g, Carboidrati: 8g, Proteine: 31g, Zuccheri: 4g

---

TAGLIATELLE AL PESTO DI RUCOLA E NOCI

Tempo di preparazione: 15 min
Tempo di cottura: 10 min
Modo di cottura: Cottura pasta
Porzioni: 4
Ingredienti:

- 300g di tagliatelle
- 100g di rucola
- 50g di noci, tritate
- 50g di parmigiano reggiano, grattugiato
- 2 spicchi d'aglio
- 100ml di evo
- Sale e pepe qb

Procedura:

1. Cuocere le tagliatelle in abbondante acqua salata
2. Nel frattempo, nel mixer, frullare rucola, noci, parmigiano, aglio e evo fino a ottenere un pesto omogeneo
3. Scolare la pasta conservando una tazza d'acqua di cottura
4. Mescolare il pesto con la pasta e, se necessario, aggiungere acqua di cottura per rendere il tutto cremoso

Consigli:

- Suggerimento: Servire con un ulteriore spolverata di parmigiano e noci tritate

- Questo piatto è altamente personalizzabile con l'aggiunta di proteine come pollo o gamberetti

Valori Nutrizionali: Calorie: 520, Grassi: 32g, Carboidrati: 48g, Proteine: 12g, Zuccheri: 2g

COUSCOUS CON VERDURE GRIGLIATE E HUMMUS

Tempo di preparazione: 20 min

Tempo di cottura: 15 min

Modo di cottura: Grigliatura

Porzioni: 4

Ingredienti:

- 250g di couscous
- 200g di carote, tagliate a bastoncini
- 200g di zucchine, tagliate a rondelle
- 200g di peperoni, tagliati a strisce
- 150g di hummus
- 2 cucchiai di evo
- Sale e pepe qb

Procedura:

1. Preparare il couscous secondo le istruzioni del pacchetto
2. Grigliare le verdure precedentemente condite con evo, sale e pepe
3. Servire il couscous con le verdure grigliate e una generosa porzione di hummus

Consigli:

- Accompagnare con fettine di limone per aggiungere un tocco acidulo
- Decorare con foglie di menta per un sapore fresco e estivo
- L'aggiunta di frutta secca come uvetta o albicocche può arricchire il piatto con una nota dolce

Valori Nutrizionali: Calorie: 408, Grassi: 14g, Carboidrati: 55g, Proteine: 13g, Zuccheri: 7g

POLLO AL CURRY CON LATTE DI COCCO E LIME

Tempo di preparazione: 15 min

Tempo di cottura: 30 min

Modo di cottura: Cottura a fuoco lento

Porzioni: 4

Ingredienti:

- 400g di petto di pollo, tagliato a cubetti
- 400ml di latte di cocco
- 1 cucchiaio di pasta di curry
- 1 lime, la scorza e il succo
- 1 cipolla rossa, tagliata finemente

●2 cucchiai di evo

●Coriandolo fresco qb

● Sale e pepe qb

Procedura:

1. Rosolare la cipolla con evo in una padella grande
2. Aggiungere il pollo e dorarlo leggermente
3. Aggiungere la pasta di curry e mescolare bene
4. Versare il latte di cocco e portare a ebollizione
5. Ridurre il fuoco e cuocere lentamente per 20 minuti
6. Aggiustare di sale, pepe, aggiungere scorza e succo di lime

Consigli:

● Servire caldo guarnito con foglie di coriandolo

● Accompagnare con riso basmati cotto a vapore per un pasto completo

● Aggiungere pezzetti di mango fresco nel piatto per un tocco esotico e dolce

Valori Nutrizionali: Calorie: 540, Grassi: 31g, Carboidrati: 13g, Proteine: 50g, Zuccheri: 4g

---

INSALATA RINFORZATA DI QUINOA E TACCHINO

Tempo di preparazione: 20 min

Tempo di cottura: 10 min

Modo di cottura: Bollitura

Porzioni: 2

Ingredienti:

● 150 g di quinoa

●200 g di petto di tacchino tagliato a cubetti

●1 avocado maturo, tagliato a cubetti

●1 peperone rosso, tagliato a pezzetti

●1 cipolla rossa piccola, affettata sottile

●2 cucchiai di evo

●Succo di 1 limone

●Sale e pepe qb

Procedura:

1. Cuocere la quinoa in acqua bollente salata per circa 15 minuti
2. Nel frattempo, saltare i cubetti di tacchino in evo fino a doratura
3. In una grande ciotola, combinare quinoa, tacchino, avocado, peperone, cipolla e condire con succo di limone, sale e pepe
4. Mescolare delicatamente fino ad omogeneizzare gli ingredienti

Consigli:

● Aggiungere un pugno di foglie di spinaci freschi per un extra di ferro

● Spremere un altro limone sopra l'insalata prima di servire per un extra di vitamina C

● Usare la quinoa multicolore per un piatto visivamente più accattivante

Valori Nutrizionali: Calorie: 450, Grassi: 15g, Carboidrati: 45g, Proteine: 35g, Zuccheri: 5g

POLLO ZENZERO E LIME

Tempo di preparazione: 15 min

Tempo di cottura: 20 min

Modo di cottura: Forno

- Grill

Porzioni: 4

Ingredienti:

- 4 petti di pollo senza pelle
- 2 lime (succo e scorza grattugiata)
- 3 cm di radice di zenzero fresco, grattugiato
- 2 cucchiai di evo
- 2 aglio schiacciati
- Sale qb
- Pepe qb

Procedura:

1. Marinare i petti di pollo con succo e scorza di lime, zenzero, aglio, evo, sale e pepe per almeno 2 h
2. Pre-riscaldare il grill del forno
3. Cucinare il pollo sotto il grill per circa 10 min/ciascun lato fino alla completa cottura

Consigli:

- Servire con una spruzzata di succo di lime fresco per un gusto extra
- Accompagnare con verdure grigliate come asparagi e peperoni
- Conservare la marinata restante e utilizzarla come condimento per un'insalata

Valori Nutrizionali: Calorie: 310, Grassi: 9g, Carboidrati: 5g, Proteine: 50g, Zuccheri: 2g

ZUPPA DI LENTICCHIE AL CURRY

Tempo di preparazione: 10 min

Tempo di cottura: 30 min

Modo di cottura: Cottura a fuoco lento

Porzioni: 4

Ingredienti:

- 300 g di lenticchie rosse
- 1 cipolla tritata
- 2 carote, tagliate a rondelle
- 1 L di brodo vegetale
- 2 cucchiai di pasta di curry rosso
- 1 cucchiaio di evo

● Sale qb

● Pepe qb

Procedura:

1. In una pentola grande, soffriggere la cipolla e le carote in evo
2. Aggiungere le lenticchie, il brodo e la pasta di curry
3. Cuocere a fuoco lento per circa 30 min, fino a quando le lenticchie non saranno tenere

Consigli:

● Servire calda con un cucchiaio di yogurt naturale per addolcire

● Aggiungere un pizzico di coriandolo fresco tritato per un sapore più aromatico

● Per un piatto senza lattosio, sostituire lo yogurt con una versione a base di cocco

Valori Nutrizionali: Calorie: 250, Grassi: 5g, Carboidrati: 38g, Proteine: 18g, Zuccheri: 4g

---

RISOTTO ALLA BARBABIETOLA E CAPRINO

Tempo di preparazione: 15 min

Tempo di cottura: 25 min

Modo di cottura: Soffritto

● Mantecatura

Porzioni: 2

Ingredienti:

● 200 g di riso per risotto

● 1 barbabietola grande, cotta e tagliata a dadini

● 100 g di formaggio caprino

● 1/2 cipolla tritata

● 1 L di brodo vegetale

● 1 bicchiere di vino bianco

● 2 cucchiai di evo

● Sale qb

● Pepe qb

Procedura:

1. In una larga padella, soffriggere la cipolla con l'evo
2. Aggiungere il riso e tostarlo leggermente
3. Sfumare con il vino bianco
4. Aggiungere gradualmente il brodo e cuocere fino a completa assorbimento
5. Aggiungere la barbabietola e il caprino, mescolando fino alla cremosità

Consigli:

● Servire con una spolverata di noci tritate per contrasto croccante

● Aggiungere erbe fresche come timo o basilico per un tocco di freschezza

Valori Nutrizionali: Calorie: 480, Grassi: 15g, Carboidrati: 70g, Proteine: 15g, Zuccheri: 8g

Tempo di preparazione: 20 min

Tempo di cottura: 45 min

Modo di cottura: Forno

Porzioni: 4

Ingredienti:

- 200 g di quinoa
- 400 g di tacchino tritato
- 1 zucchina, tagliata a dadini
- 1 peperone giallo, tagliato a dadini
- 400 ml di passata di pomodoro
- 1 cipolla tritata
- 2 cucchiai di evo
- Sale qb
- Pepe qb

Procedura:

1. Pre-riscaldare il forno a 180°C
2. In una padella, soffriggere la cipolla, tacchino, zucchina, e peperone con evo fino a doratura
3. Aggiungere la quinoa e la passata di pomodoro
4. Trasferire il tutto in una casseruola da forno e cuocere coperto per circa 45 min

Consigli:

- Servire con una spolverata di prezzemolo fresco
- Aggiungere una presa di peperoncino per chi ama i sapori piccanti

Valori Nutrizionali: Calorie: 370, Grassi: 10g, Carboidrati: 45g, Proteine: 30g, Zuccheri: 8g

Tempo di preparazione: 10 min

Tempo di cottura: 8 min

Modo di cottura: Grill

Porzioni: 4

Ingredienti:

- 4 tranci di pesce spada
- 2 cucchiai di evo
- 1 mazzo di prezzemolo fresco
- 1 spicchio d'aglio
- 1 acciuga
- 1 cucchiaio di capperi
- 1 limone (succo)
- Sale qb

●Pepe qb

Procedura:

1. Grigliare il pesce spada condito con un pizzico di sale e pepe
2. Nel frattempo, nel mixer, preparare la salsa verde con prezzemolo, aglio, acciuga, capperi, succo di limone e evo
3. Coprire il pesce spada con la salsa verde prima di servire

Consigli:

- Servire con una fetta di limone per un extra di sapore
- Accompagnare con verdure grigliate come melanzane o zucchine
- La salsa verde può essere preparata in anticipo e conservata in frigorifero

Valori Nutrizionali: Calorie: 290, Grassi: 15g, Carboidrati: 3g, Proteine: 35g, Zuccheri: 1g

Tempo di preparazione: 20 min

Tempo di cottura: 25 min

Modo di cottura: Forno

Porzioni: 2

Ingredienti:

- 2 filetti di salmone (circa 200 g ciascuno)
- 1 tz di quinoa cotta
- 2 cucchiai di prezzemolo fresco, tritato
- 2 cucchiai di aneto fresco, tritato
- 1 limone, la scorza
- 2 cucchiai di evo
- pz di sale e pepe

Procedura:

1. Preriscaldare il forno a 200°C
2. In una ciotola, mescolare quinoa, prezzemolo, aneto, scorza di limone, evo, sale e pepe fino a creare una miscela omogenea
3. Adagiare i filetti di salmone su una teglia rivestita con carta forno, coprirli con la miscela di quinoa
4. Infornare per 25 min o fino a quando il salmone non è ben cotto

Consigli:

- Coprire con alluminio se la crosta si scurisce troppo rapidamente
- Servire con una fetta di limone per un tocco di freschezza

Valori Nutrizionali: Calorie: 520, Grassi: 22g, Carboidrati: 38g, Proteine: 44g, Zuccheri: 2g

Tempo di preparazione: 15 min

Tempo di cottura: 40 min

Modo di cottura: Forno

Porzioni: 4

Ingredienti:

- 4 barbabietole medie, pelate e tagliate a cubi
- 4 carote medie, pelate e tagliate a bastoncini
- 3 cucchiai di evo
- 1 cucchiaio di timo fresco, tritato
- pz di sale e pepe

Procedura:

1. Preriscaldare il forno a 180°C
2. In una ciotola grande, unire barbabietole, carote, evo, timo, sale e pepe e mescolare bene
3. Distribuire le verdure su una teglia rivestita di carta forno
4. Cuocere in forno per circa 40 min o finché tenere e caramellate

Consigli:

- Mescolare a metà cottura per una caramellizzazione uniforme
- Perfetto come contorno o come base per insalate proteiche

Valori Nutrizionali: Calorie: 187, Grassi: 10g, Carboidrati: 25g, Proteine: 3g, Zuccheri: 14g

Tempo di preparazione: 30 min

Tempo di cottura: 15 min

Modo di cottura: Piastra

Porzioni: 4

Ingredienti:

- 4 petti di pollo (circa 150 g ciascuno)
- 1 arancia, succo e scorza
- 2 cucchiai di salsa di soia
- 1 cucchiaio di miele
- 1 cucchiaino di zenzero fresco, grattugiato
- 2 spicchi d'aglio, tritati
- evo qb

Procedura:

1. Mescolare in una ciotola succo e scorza d'arancia, salsa di soia, miele, zenzero, aglio e un filo di evo
2. Immergere i petti di pollo nella marinata e lasciare riposare in frigo per almeno 30 min

3. Scaldare la piastra e cuocere il pollo per circa 7 min per lato o fino a cottura completa

Consigli:

- Conservare la marinata avanzata e usarla come salsa di accompagnamento riscaldandola
- Servire con riso al vapore o verdure saltate

Valori Nutrizionali: Calorie: 284, Grassi: 3g, Carboidrati: 13g, Proteine: 46g, Zuccheri: 10g

INSALATA DI QUINOA CON EDAMAME E POMODORINI

Tempo di preparazione: 20 min
Tempo di cottura: nessuno
Modo di cottura: Nessuna Cottura
Porzioni: 3

Ingredienti:

- 1 tz di quinoa cotta
- 1 tz di edamame, sgusciati
- 1 tz di pomodorini, tagliati a metà
- ¼ tz di basilico fresco, tritato
- 2 cucchiai di succo di lime
- 3 cucchiai di evo
- pz di sale e pepe

Procedura:

1. In una grande ciotola unire quinoa, edamame, pomodorini e basilico
2. Condire con succo di lime, evo, sale e pepe e mescolare delicatamente fino a che gli ingredienti sono ben distribuiti

Consigli:

- Aggiungere avocado a cubetti per aumentare l'apporto di grassi sani
- Ideale come pasto leggero o come contorno

Valori Nutrizionali: Calorie: 295, Grassi: 14g, Carboidrati: 33g, Proteine: 11g, Zuccheri: 3g

RISOTTO AI FUNGHI PORCINI E ROSMARINO

Tempo di preparazione: 10 min
Tempo di cottura: 18 min
Modo di cottura: Piastra
Porzioni: 2
Ingredienti:

- 1 tz di riso Arborio

- 2 tz di brodo vegetale
- 1 tz di funghi porcini freschi, tritati
- 1 rametto di rosmarino, tritato
- 1 cucchiaio di evo
- ½ tz di vino bianco
- pz di sale e pepe

Procedura:

1. Scaldare il brodo e mantenerlo caldo a fuoco basso
2. In una padella capiente, riscaldare evo e aggiungere funghi e rosmarino, soffriggere fino a doratura
3. Aggiungere il riso e tostare leggermente
4. Sfumare con vino bianco
5. Aggiungere gradualmente il brodo caldo, un mestolo alla volta, mescolando costantemente fino a completa assorbimento del liquido e cottura del riso

Consigli:

- Servire con una spolverata di parmigiano fresco per un extra di sapore
- Ottimo per carburare energia prima di un allenamento

Valori Nutrizionali: Calorie: 305, Grassi: 5g, Carboidrati: 53g, Proteine: 7g, Zuccheri: 2g

INVOLTINI PRIMAVERA AL FORNO CON VERDURE E TOFU

Tempo di preparazione: 25 min
Tempo di cottura: 15 min
Modo di cottura: Forno
Porzioni: 6
Ingredienti:

- 6 fogli di carta di riso
- 150g di tofu, tagliato a bastoncini
- 1 carota, tagliata a julienne
- ½ peperone rosso, tagliato a julienne
- 1 manciata di germogli di soia
- 2 cucchiai di salsa hoisin
- evo qb
- 1 cucchiaio di coriandro fresco, tritato
- pz di sale

Procedura:

1. Preparare le verdure e il tofu e posizionarli in una ciotola grande
2. Ammollare brevemente ogni foglio di carta di riso in acqua tiepida e poi stendere su un panno pulito
3. Distribuire un po' di verdure, tofu, coriandro e un filo di salsa hoisin su ogni foglio
4. Arrotolare strettamente e posizionarli su una teglia rivestita di carta forno

5. Spennellare ciascun involtino con un filo di evo e infornare a 200°C per 15 min o fino a doratura

Consigli:

- Servire con ulteriore salsa hoisin a parte per intingere
- Ottima scelta per un pasto leggero e nutriente

Valori Nutrizionali: Calorie: 250, Grassi: 7g, Carboidrati: 38g, Proteine: 12g, Zuccheri: 6g

INSALATA MEDITERRANEA DI QUINOA E TONNO

Tempo di preparazione: 20 min

Tempo di cottura: 15 min

Modo di cottura: Bollitura

Porzioni: 4

Ingredienti:

- 200 g di quinoa
- 1 scatoletta di tonno al naturale
- 150 g di pomodorini ciliegia, tagliati a metà
- 100 g di olive nere denocciolate
- 1 cucchiaio di capperi
- 1 cipolla rossa, affettata finemente
- 100 g di feta sbriciolata
- 60 ml di evo
- 30 ml di succo di limone
- Sale marino e pepe nero QB

Procedura:

1. Cuocere la quinoa in acqua bollente leggermente salata per circa 15 min
2. Scolare e lasciare raffreddare
3. In una grande ciotola mescolare la quinoa con tonno, pomodorini, olive, capperi e cipolla
4. Condire con evo, succo di limone, sale e pepe
5. Aggiungere la feta prima di servire

Consigli:

- Servire fresca, possibilmente dopo aver lasciato riposare in frigo per almeno 1 ora per intensificarne i sapori
- Utilizzare erbe aromatiche fresche come il basilico per una nota extra
- Optare per un tonno di alta qualità in scatola per migliore nutrimento e gusto

Valori Nutrizionali: Calorie: 350, Grassi: 15g, Carboidrati: 35g, Proteine: 18g, Zuccheri: 5g

Tempo di preparazione: 25 min

Tempo di cottura: 30 min

Modo di cottura: Forno

Porzioni: 4

Ingredienti:

- 300 g di couscous
- 400 g di petto di pollo, tagliato a cubetti
- 200 g di zucchine, tagliate a cubetti
- 200 g di peperoni, tagliati a strisce
- 1 cipolla, tritata
- 2 spicchi d'aglio, tritati
- 1 cucchiaino di cumino
- 1 cucchiaino di curcuma
- 1 cucchiaino di paprika
- Olio evo QB
- Sale e pepe QB

Procedura:

1. Cuocere il couscous secondo le istruzioni sulla confezione e tenere da parte
2. In una teglia, mescolare pollo, zucchine, peperoni, cipolla e aglio con evo, cumino, curcuma, paprika, sale e pepe
3. Infornare a 200°C per 30 minuti
4. Unire il couscous e le verdure cotte, mescolando bene

Consigli:

- Servire caldo, decorando con prezzemolo fresco tritato
- Aggiungere un tocco di limone al servizio per un sapore fresco
- Idealmente accompagnare con yogurt greco per equilibrare il piccante

Valori Nutrizionali: Calorie: 480, Grassi: 12g, Carboidrati: 65g, Proteine: 35g, Zuccheri: 8g

---

RISO NERO VENERE CON SALMONE E AVOCADO

Tempo di preparazione: 30 min

Tempo di cottura: 20 min

Modo di cottura: Bollitura

Porzioni: 4

Ingredienti:

- 300 g di riso Venere
- 400 g di filetto di salmone, senza pelle
- 2 avocado, sbucciati e tagliati a cubetti
- Succo di 1 limone
- 1 cucchiaio di sesamo

- Olio evo
- Sale qb
- Pepe nero qb

Procedura:

1. Cuocere il riso Venere in acqua bollente salata per 18-20 minuti
2. Grigliare il salmone su una padella antiaderente fino a doratura
3. Sminuzzare il salmone grigliato e mescolarlo con il riso, avocado, succo di limone, sesamo, sale e pepe

Consigli:

- Servire insalata fresca con aggiunta di germogli di soia
- Guarnire con fette di lime
- Aggiungere un filo di salsa di soia per un gusto orientale

Valori Nutrizionali: Calorie: 520, Grassi: 22g, Carboidrati: 55g, Proteine: 30g, Zuccheri: 3g

---

FARROTTO AI FUNGHI E ASPARAGI

Tempo di preparazione: 40 min
Tempo di cottura: 25 min
Modo di cottura: Tegame
Porzioni: 4
Ingredienti:

- 300 g di farro
- 200 g di funghi porcini freschi, affettati
- 200 g di asparagi, tagliati a pezzi
- 1 cipolla piccola, tritata
- 2 spicchi d'aglio, tritati
- 100 ml di vino bianco
- 500 ml di brodo vegetale
- 50 g di burro
- 50 g di parmigiano grattugiato
- Olio evo QB
- Sale e pepe QB

Procedura:

1. In un tegame, soffriggere cipolla e aglio in olio evo
2. Aggiungere i funghi e gli asparagi e cuocere per alcuni minuti
3. Versare il vino bianco e lasciar evaporare
4. Aggiungere il farro e coprire con brodo caldo, cuocendo a fuoco lento per 25 minuti, aggiungendo brodo quando necessario
5. Mantecare con burro e parmigiano prima di servire

Consigli:

- Servire caldo, accompagnato da una spolverata di erbe fresche

- Aggiungere una grattugiata di tartufo nero per un tocco di lusso
- Abbinare con un vino bianco secco e fruttato per esaltare i sapori

Valori Nutrizionali: Calorie: 520, Grassi: 22g, Carboidrati: 58g, Proteine: 18g, Zuccheri: 4g

TEMPEH MARINATO E GRIGLIATO CON INSALATA DI BULGUR

Tempo di preparazione: 45 min

Tempo di cottura: 15 min

Modo di cottura: Grill, Bollitura

Porzioni: 4

Ingredienti:

- 200 g di tempeh, tagliato a fette
- 200 g di bulgur
- 1 peperone rosso, tagliato a strisce
- 1 peperone giallo, tagliato a strisce
- 1 zucchina, tagliata a rondelle
- 1 cipolla rossa, affettata
- 3 cucchiai di salsa di soia
- 2 cucchiai di miele
- 1 cucchiaio di aceto di riso
- Olio evo QB
- Sale e pepe QB

Procedura:

1. Marinare il tempeh con salsa di soia, miele e aceto di riso per almeno 30 min
2. Grigliare il tempeh finché non diventa croccante e dorato
3. Cuocere il bulgur in acqua bollente per 15 minuti
4. In una ciotola, mescolare bulgur, peperoni, zucchina, cipolla rossa

Consigli:

- Servire l'insalata tiepida con il tempeh grigliato sopra
- Aggiungere erbe aromatiche come la menta per un sapore fresco
- Condire con un filo di olio evo extra prima di servire per accentuare i sapori

Valori Nutrizionali: Calorie: 480, Grassi: 18g, Carboidrati: 55g, Proteine: 25g, Zuccheri: 10g

INSALATA DI QUINOA, CECI E POMODORI SECCHI

Tempo di preparazione: 20 min

Tempo di cottura: nessuno

Modo di cottura: Nessuna Cottura

Porzioni: 2

Ingredienti:

- 1 tz di quinoa cotta

- 200 g di ceci scolati
- 100 g di pomodori secchi sott'olio, tritati
- 2 cucchiai di evo
- 1 cucchiaio di aceto balsamico
- 1 aglio schiacciato
- ½ cucchiaino di sale marino
- ¼ cucchiaino di pepe nero macinato

Procedura:

1. Mescolare in una grande ciotola la quinoa, i ceci e i pomodori secchi
2. In una piccola ciotola, unire evo, aceto balsamico, aglio, sale e pepe, quindi versare sul mix di quinoa
3. Mescolare bene e lasciar riposare per 10 minuti affinché i sapori si fondano

Consigli:

- Servire freddo o a temperatura ambiente per un pranzo rinvigorente
- Aggiungere foglie di basilico fresco per una nota aromatica
- Assicurarsi di utilizzare evo di buona qualità per un miglior profilo nutrizionale

Valori Nutrizionali: Calorie: 290, Grassi: 14g, Carboidrati: 34g, Proteine: 9g, Zuccheri: 5g

BUDDHA BOWL CON TOFU AFFUMICATO E AVOCADO

Tempo di preparazione: 15 min
Tempo di cottura: 10 min
Modo di cottura: Grill
Porzioni: 1
Ingredienti:

- 200 g di tofu affumicato
- 1 avocado a fette
- 150 g di cavolo rosso tritato
- 1 carota, julienne
- 1 tz di quinoa
- 2 cucchiai di semi di sesamo
- 1 limone, il succo
- 3 cucchiai di salsa soia

Procedura:

1. Grigliare il tofu fino a ottenere una crosta dorata
2. In una grande ciotola, combinare il cavolo, la carota, la quinoa e l'avocado
3. Condire con limone, salsa soia e cospargere di semi di sesamo

Consigli

- Aggiungere germogli di soia per una croccantezza extra
- Usare il tofu bio per assicurare la qualità e la sostenibilità

Valori Nutrizionali: Calorie: 400, Grassi: 22g, Carboidrati: 30g, Proteine: 18g, Zuccheri: 5g

---

POLLO AL LIMONE E TIMO CON COUSCOUS DI CAVOLFIORE

Tempo di preparazione: 30 min
Tempo di cottura: 20 min
Modo di cottura: Forno e Soffriggere
Porzioni: 4
Ingredienti:

- 4 petti di pollo
- 2 limoni, succo e scorza
- 4 rametti di timo fresco
- 1 cucchiaio di evo
- 1 cavolfiore, grattugiato
- 2 cucchiai di olio di cocco
- Sale e pepe qb

Procedura:

1. Marinare il pollo con limone, timo, evo, sale e pepe per almeno 20 minuti
2. Cuocere in forno a 180°C per 20 minuti
3. Soffriggere il cavolfiore grattugiato in olio di cocco fino a doratura

Consigli:

- Accompagnare con una salsa allo yogurt greco e cetriolo per un tocco fresco e cremoso
- Utilizzare pollo allevato a terra per una scelta etica

Valori Nutrizionali: Calorie: 310, Grassi: 13g, Carboidrati: 12g, Proteine: 35g, Zuccheri: 3g

---

FILETTO DI SALMONE IN CROSTA DI SESAMO

Tempo di preparazione: 25 min
Tempo di cottura: 12 min
Modo di cottura: Padella
Porzioni: 2
Ingredienti:

- 2 filetti di salmone, skin-on
- 3 cucchiai di semi di sesamo
- 1 cucchiaio di evo
- Sale qb
- Pepe qb

Procedura:

1. Asciugare i filetti di salmone, cospargere di sale e pepe
2. Passare il lato senza pelle nel sesamo premendo per aderire bene

3.   Cuocere in padella con evo, iniziando dalla parte della pelle fino a cottura desiderata

Consigli:

- Servire con un insalatina di rucola e pomodorino per una cena leggera e saporita
- Aggiungere un filo di olio di sesamo tostato al piatto finito per un aroma più intenso

Valori Nutrizionali: Calorie: 420, Grassi: 28g, Carboidrati: 5g, Proteine: 34g, Zuccheri: 0g

---

TACOS DI POLPO CON PICO DE GALLO

Tempo di preparazione: 40 min

Tempo di cottura: 20 min

Modo di cottura: Grill e Tritare

Porzioni: 2

Ingredienti:

- 2 tentacoli di polpo, precotti
- 4 tortillas di mais
- 1 pomodoro grande, a dadini
- ½ cipolla rossa, a dadini
- 1 jalapeño, tritato
- 1 mazzetto di cilantro
- 1 lime, il succo
- 1 cucchiaio di evo
- Sale e pepe qb

Procedura:

1.   Grigliare i tentacoli di polpo fino a quando non sono croccanti e dorati
2.   In una ciotola, mescolare pomodoro, cipolla, jalapeño, cilantro, succo di lime, evo, sale e pepe per fare il Pico de Gallo
3.   Servire il polpo nelle tortillas con un cucchiaio di Pico de Gallo sopra

Consigli:

- Utilizzare cilantro fresco per un aroma più intenso
- Aggiungere un cucchiaino di crema di avocado per una componente cremosa

Valori Nutrizionali: Calorie: 300, Grassi: 9g, Carboidrati: 35g, Proteine: 22g, Zuccheri: 3g

---

INSALATA DI QUINOA E POLLO AL LIMONE

Tempo di preparazione: 20 min

Tempo di cottura: 15 min

Modo di cottura: Bollitura, Grigliatura

Porzioni: 4

Ingredienti:

- 300 g di quinoa

- 2 petti di pollo, circa 200 g ognuno
- 1 limone, il succo e la scorza
- 2 cucchiai di evo
- 100 g di pomodorini ciliegia, tagliati a metà
- 100 g di rucola
- 3 cucchiai di pinoli
- Sale e pepe qb

Procedura:

1. Sciacquare bene la quinoa sotto acqua corrente e cuocerla in una pentola di acqua bollente salata per circa 15 minuti o fino a che diventa traslucida
2. Nel frattempo, marinare i petti di pollo con succo e scorza di limone, evo, sale e pepe per almeno 10 minuti
3. Grigliare il pollo per circa 7 minuti per lato o fino a cottura completa
4. Tagliare il pollo a striscioline e mescolare con quinoa, pomodorini, rucola e pinoli in una ciotola grande

Consigli:

- Servire l'insalata calda o a temperatura ambiente per massimizzare il rilascio dei sapori
- Aggiungere un filo di evo prima di servire per un ulteriore tocco di sapore

Valori Nutrizionali: Calorie: 420, Grassi: 14g, Carboidrati: 40g, Proteine: 30g, Zuccheri: 4g

10.3 SPUNTINI E FRULLATI PER ATLETI

Nei ritmi accelerati della vita quotidiana di un atleta, gli spuntini e i frullati non sono solo una convenienza, ma una componente essenziale di un'alimentazione intelligente e strategica. Pensare agli snack non come a semplici pause golose, ma come a momenti chiave per il rifornimento di energie e nutrienti è fondamentale. In questo capitolo, ti guidiamo nella scoperta di come gli snack possono essere trasformati in potenti alleati per le tue prestazioni sportive.

Gli spuntini e i frullati che ti proponiamo sono creati con l'obiettivo di ottimizzare l'apporto nutritivo e di sostegno energetico tra un pasto completo e l'altro. Sono pensati per essere facili da preparare e perfetti da consumare in movimento, garantendo che tu possa continuare a nutrire il tuo corpo anche nei momenti più frenetici della giornata.

Una grande attenzione è stata posta nella scelta degli ingredienti, con un occhio di riguardo verso quelli che possono fornire un'immediata, ma duratura, spinta energetica. Dai frullati ricchi di proteine che aiutano il recupero muscolare, agli snack carichi di carboidrati per un rilascio di energia graduale, ogni ricetta offre un equilibrio di gusto e salute.

Ad esempio, i nostri frullati combinano frutta fresca e verdura con proteine in polvere di alta qualità, e altri superalimenti per massimizzare i benefici in termini di salute e performance. Gli spuntini, d'altro canto, sono disegnati per essere bilanciati, gustosi e, soprattutto, pratici. Pensiamo a barrette energetiche fatte in casa, mix di noci e semi, o yogurt greco arricchito con frutta secca e miele.

Questo segmento è dedicato a trasformare la tua percezione degli snack da semplici intermezzi a momenti vitali del tuo regime alimentare, aiutandoti a mantenere costanti i livelli di energia e nutrizione. Con questi alleati a tua disposizione, ogni boccone diventa una fonte di combustibile per eccellere, sia in allenamento che in gara.

FRULLATO PROTEICO DI MIRTILLI E SEMI DI CHIA

Tempo di preparazione: 10 min
Tempo di cottura: nessuno
Modo di cottura: Frullatore
Porzioni: 1
Ingredienti:

- 150 g di mirtilli freschi
- 1 banana matura
- 2 cucchiai di semi di chia
- 1 tz di latte di mandorle non zuccherato
- 1 cucchiaio di burro di mandorle
- 1 scoop di proteine in polvere di vaniglia

Procedura:

1. Unire tutti gli ingredienti nel frullatore e frullare fino a ottenere una consistenza liscia e omogenea
2. Servire immediatamente

Consigli:

- Utilizzare banana congelata per una consistenza più cremosa
- Aggiungere un cucchiaio di yogurt greco per aumentare il contenuto proteico

Valori Nutrizionali: Calorie: 350, Grassi: 15g, Carboidrati: 45g, Proteine: 20g, Zuccheri: 28g

SMOOTHIE BOWL ANTIOSSIDANTE ALL'ACAI

Tempo di preparazione: 15 min
Tempo di cottura: nessuno
Modo di cottura: Frullatore
Porzioni: 1
Ingredienti:

- 200 g di polpa di acai congelata
- 1 banana
- 100 g di fragole
- 1 tz di latte di cocco
- 1 cucchiaio di miele di manuka
- Topping: fette di banana, cocco disidratato, semi di girasole

Procedura:

1. Frullare la polpa di acai, banana, fragole e latte di cocco fino a ottenere un composto omogeneo
2. Versare in una ciotola e guarnire con banana, cocco e semi di girasole

Consigli:

- Servire immediatamente per godere della massima freschezza e valore nutritivo
- Sostituire il miele di manuka con sciroppo d'acero per una variante vegana

Valori Nutrizionali: Calorie: 410, Grassi: 19g, Carboidrati: 57g, Proteine: 8g, Zuccheri: 32g

ENERGY BALLS AL CACAO E MACA

Tempo di preparazione: 20 min

Tempo di cottura: nessuno

Modo di cottura: Nessuna Cottura

Porzioni: 15

Ingredienti:

- 100 g di datteri senza nocciolo
- 50 g di mandorle
- 50 g di nocciole
- 2 cucchiai di polvere di cacao crudo
- 1 cucchiaio di radice di maca in polvere
- 50 g di cocco grattugiato

Procedura:

1. Tritare finemente le mandorle e le nocciole
2. Aggiungere i datteri, cacao, maca e un pizzico di sale, frullare fino a ottenere un impasto modellabile
3. Formare delle palline e rotolarle nel cocco grattugiato

Consigli:

- Conservare in frigorifero per mantenere la freschezza
- Aumentare la proporzione di maca per un boost energetico aggiuntivo

Valori Nutrizionali: Calorie: 100, Grassi: 6g, Carboidrati: 10g, Proteine: 3g, Zuccheri: 7g

BARRETTE ENERGETICHE ALLA QUINOA E ALBICOCCA

Tempo di preparazione: 30 min

Tempo di cottura: 15 min

Modo di cottura: Forno

Porzioni: 10

Ingredienti:

- 200 g di quinoa soffiata
- 100 g di albicocche secche, tritate

- 50 g di semi di girasole
- 3 cucchiai di miele locale
- 2 cucchiai di olio di cocco
- 1 pizzico di cannella in polvere

Procedura:

1. Tostare leggermente la quinoa in forno a 180°C per 10 minuti
2. Scaldare miele e olio di cocco in un pentolino fino a ottenere un liquido omogeneo
3. Mescolare tutti gli ingredienti e compattare in una teglia rivestita di carta forno
4. Cuocere in forno a 180°C per 15 minuti

Consigli:

- Tagliare in barrette mentre ancora calde
- Conservare in un contenitore ermetico per mantenerle croccanti

Valori Nutrizionali: Calorie: 150, Grassi: 7g, Carboidrati: 20g, Proteine: 4g, Zuccheri: 15g

---

GELATO PROTEICO AL CAFFÈ

Tempo di preparazione: 40 min

Tempo di cottura: nessuno

Modo di cottura: Congelatore

Porzioni: 4

Ingredienti:

- 2 banane congelate, a pezzi
- 2 cucchiai di polvere proteica di cioccolato
- 100 ml di caffè espresso freddo
- 1 cucchiaino di estratto di vaniglia
- Cacao in polvere qb per guarnire

Procedura:

1. Frullare le banane con il caffè, la proteina in polvere e la vaniglia fino a ottenere una consistenza cremosa
2. Congelare per circa 30 minuti prima di servire
3. Cospargere di cacao in polvere prima di servire

Consigli:

- Servire immediatamente per una texture ottimale
- Aggiungere pezzetti di cioccolato fondente per un extra di indulgenza e energia

Valori Nutrizionali: Calorie: 180, Grassi: 2g, Carboidrati: 30g, Proteine: 10g, Zuccheri: 18g

Tempo di preparazione: 15 min

Tempo di cottura: 5 min

Modo di cottura: Padella

Porzioni: 1

Ingredienti:

- 2 fette di pane integrale
- 1 avocado maturo, schiacciato
- 2 uova
- qb di olio evo
- sale e pepe nero a macinare fresco

Procedura:

1. Tostare il pane
2. Cuocere le uova in padella con un filo d'olio evo fino al grado di cottura desiderato
3. Spalmare l'avocado sul pane tostato, aggiungere le uova, salare e pepare

Consigli:

- Sperimentare con spezie come il paprika per una svolta piccante
- Utilizzare pane ai cereali per aggiungi fibra

Valori Nutrizionali: Calorie: 350, Grassi: 23g, Carboidrati: 27g, Proteine: 15g, Zuccheri: 4g

Tempo di preparazione: 5 min

Tempo di cottura: nessuno

Modo di cottura: Frullatore

Porzioni: 1

Ingredienti:

- 1/2 avocado maturi
- 1 tz di latte di cocco
- 1/4 tz di mirtilli congelati
- 1 cucchiaio di burro di mandorle
- 1 cucchiaio di semi di chia
- 2 gocce di estratto di vaniglia
- Stevia qb

Procedura:

1. Mettere tutti gli ingredienti nel frullatore e frullare fino a ottenere un composto cremoso e omogeneo
2. Servire immediatamente o conservare in frigorifero per mezz'ora se si preferisce più fresco

Consigli:

- Aggiungere cubetti di ghiaccio per una versione più rinfrescante
- Incrementare la dolcezza con un cucchiaino di sciroppo di agave se necessario
- Utilizzare mirtilli freschi quando in stagione per una nota più dolce

Valori Nutrizionali: Calorie: 250, Grassi: 20g, Carboidrati: 15g, Proteine: 5g, Zuccheri: 5g

BARRETTE ENERGETICHE AL QUINOA E CACAO

Tempo di preparazione: 20 min

Tempo di cottura: nessuno

Modo di cottura: Nessuna Cottura

Porzioni: 12

Ingredienti:

- 1 tz di quinoa soffiata
- 1/2 tz di semi di girasole
- 1/2 tz di fichi secchi, tritati
- 1/4 tz di cacao in polvere
- 1/3 tz di miele di acacia
- 1/4 tz di burro di arachidi
- 1 presa di sale

Procedura:

1. Tostare leggermente i semi di girasole in una padella antiaderente
2. In una ciotola grande mescolare tutti gli ingredienti fino a ottenere un composto adesivo
3. Pressare la miscela in una teglia rivestita di carta da forno e lasciare raffreddare in frigorifero per almeno 2 ore

Consigli:

- Tagliare le barrette una volta indurite
- Conservare in frigorifero in un contenitore ermetico fino a una settimana
- Ideale come snack pre-allenamento per un boost di energia

Valori Nutrizionali: Calorie: 150, Grassi: 7g, Carboidrati: 18g, Proteine: 4g, Zuccheri: 10g

SMOOTHIE VERDE DETOX

Tempo di preparazione: 10 min

Tempo di cottura: nessuno

Modo di cottura: Frullatore

Porzioni: 2

Ingredienti:

- 1 tz di spinaci freschi
- 1/2 cetriolo

- 1 mela verde, core removed
- 1 tbs of fresh ginger, grated
- 1 tbs of lemon juice
- 1/2 tbs of honey
- 1 cup of water

Procedura:

1. Put all ingredients in the frullatore and blend until smooth
2. Serve chilled for a refreshing and detoxifying drink

Consigli:

- Can add a tablespoon of flaxseeds for extra fiber
- Add some protein powder for a post-workout recovery boost

Valori Nutrizionali: Calories: 120, Fats: 0.5g, Carbohydrates: 28g, Proteins: 2g, Sugars: 20g

---

SNACK BALLS CON DATTERI E COCCO

Tempo di preparazione: 15 min
Tempo di cottura: nessuno
Modo di cottura: nessuna
Porzioni: 20
Ingredienti:

- 1 tazza di datteri, snocciolati e tritati
- 1/2 tazza di mandorle
- 1/4 di tazza di scaglie di cocco
- 1/4 di tazza di cacao in polvere
- 1 cucchiaio di olio di cocco
- 1 cucchiaino di estratto di vaniglia
- Un pizzico di sale

Procedura:

1. Mescolare tutti gli ingredienti fino ad ottenere un composto omogeneo.
2. Formare delle palline
3. Lasciare riposare in frigorifero fino all'indurimento

Consigli:

- Rotolare nel cacao in polvere per un sapore più intenso.
- Conservare in frigorifero per uno spuntino facile e veloce.

Valori Nutrizionali: Calorie: 100, Grassi: 5g, Carboidrati: 12g, Proteine: 2g, Zuccheri: 9g

---

CUBETTI ENERGETICI AL BURRO DI ARACHIDI

Tempo di preparazione: 20 min
Tempo di cottura: nessuno
Modo di cottura: nessuna

Porzioni: 16

Ingredienti:

- 1 tazza di fiocchi d'avena
- 1/2 tazza di burro di arachidi naturale
- 1/4 di tazza di miele
- 1/4 di tazza di arachidi tritate
- 1/4 di tazza di mirtilli rossi essiccati
- 1 misurino di proteine del siero di latte alla vaniglia
- Un pizzico di sale

Procedura:

1. Mescolare tutti gli ingredienti fino a formare un impasto appiccicoso.
2. Premere l'impasto in una teglia rivestita di carta da forno e mettere in frigo per almeno 2 ore.

Consigli:

- Tagliare a quadretti una volta indurito
- Conservare in frigorifero in un contenitore ermetico fino a una settimana
- Perfetto come spuntino post-allenamento per il recupero muscolare

Valori Nutrizionali: Calorie: 150, Grassi: 8g, Carboidrati: 15g, Proteine: 5g, Zuccheri: 10g

---

SHAKE PROTEICO CON AVOCADO E FRUTTI DI BOSCO

Tempo di preparazione: 5 min

Tempo di cottura: nessuno

Modo di cottura: Frullatore

Porzioni: 1

Ingredienti:

- 1 avocado maturo
- 1 tazza di frutti di bosco misti (fragole, mirtilli, lamponi)
- 1 tazza di yogurt greco
- 1 misurino di proteine in polvere al gusto di frutti di bosco
- 1 cucchiaio di miele
- 1/2 tazza di latte di mandorla

Procedura:

1. Unire tutti gli ingredienti in un frullatore e frullare fino a ottenere un composto omogeneo.
2. Versare in un bicchiere e gustare immediatamente

Consigli:

- Aggiungere qualche cubetto di ghiaccio per una bevanda più fredda.
- Abbinare a un piccolo pasto o consumare da solo come potente bevanda di recupero post-allenamento.

Valori Nutrizionali: Calorie: 300, Grassi: 15g, Carboidrati: 25g, Proteine: 20g, Zuccheri: 18g

SMOOTHIE PROTEICO DI MIRTILLI E SPINACI

Tempo di preparazione: 5 min

Tempo di cottura: nessuno

Modo di cottura: Frullatore

Porzioni: 1

Ingredienti:

- 150 g di mirtilli freschi
- 1 manciata di spinaci freschi
- 1 tz di latte di mandorla non zuccherato
- 1 misurino di proteine del siero del latte, non aromatizzate
- 1 cucchiaio di semi di chia
- 1 cucchiaino di miele crudo

Procedura:

1. Inserire tutti gli ingredienti nel frullatore e frullare fino a ottenere un composto liscio e omogeneo
2. Servire immediatamente o conservare in frigorifero per non più di un'ora

Consigli:

- Utilizzare miele di alta qualità per un apporto energetico di lunga durata
- Aggiungere cubetti di ghiaccio per una versione più rinfrescante
- Personalizzare con altri tipi di semi come semi di lino o di canapa per un apporto aggiuntivo di omega-3

Valori Nutrizionali: Calorie: 290, Grassi: 7g, Carboidrati: 34g, Proteine: 27g, Zuccheri: 21g

PALLINE DI ENERGIA AL COCCO E LIME

Tempo di preparazione: 10 min

Tempo di cottura: nessuno

Modo di cottura: Nessuna Cottura

Porzioni: 15

Ingredienti:

- 1 tz di cocco disidratato
- ½ tz di anacardi tritati
- scorza di 1 lime
- 2 cucchiai di olio di cocco
- 1 cucchiaio di sciroppo d'agave

Procedura:

1. Mescolare il cocco disidratato, gli anacardi e la scorza di lime in una ciotola grande

2. Aggiungere l'olio di cocco e lo sciroppo d'agave e mescolare fino a formare un impasto compattabile

3. Formare delle palline e refrigerare prima di servire

Consigli:

- Aggiungere un pizzico di sale marino per intensificare i sapori

- Se le palline risultano troppo secche, aggiungere un cucchiaio extra di olio di cocco

- Rotolare le palline nel cocco grattugiato fresco per un look più decorativo e un gusto più intenso

Valori Nutrizionali: Calorie: 100, Grassi: 8g, Carboidrati: 7g, Proteine: 2g, Zuccheri: 4g

---

FRULLATO DI AVOCADO E CACAO

Tempo di preparazione: 7 min

Tempo di cottura: nessuno

Modo di cottura: Frullatore

Porzioni: 2

Ingredienti:

- 1 avocado maturo
- 2 cucchiai di cacao in polvere non zuccherato
- 1 tz di latte di riso
- 1 cucchiaio di burro di nocciole
- 1 cucchiaio di sciroppo d'acero
- 1 presa di cannella in polvere

Procedura:

1. Tagliare l'avocado e rimuovere il nocciolo

2. Mettere tutti gli ingredienti nel frullatore e frullare fino ad ottenere un mix cremoso e omogeneo

3. Servire subito o conservare in frigorifero per un'ora

Consigli:

- Prima di servire, aggiungere un topping di nocciole tritate per croccantezza e sapore aggiunto

- Per una versione più dolce, aggiungere un extra cucchiaio di sciroppo d'acero

- Per un apporto proteico maggiore, aggiungere un cucchiaio di proteine del siero del latte in polvere

Valori Nutrizionali: Calorie: 320, Grassi: 24g, Carboidrati: 22g, Proteine: 5g, Zuccheri: 12g

---

FRAPPÈ DI PERE E ZENZERO

Tempo di preparazione: 10 min

Tempo di cottura: nessuno

Modo di cottura: Frullatore

Porzioni: 2

Ingredienti:

- 2 pere mature, sbucciate e tagliate
- 1 tz di yogurt greco non zuccherato
- ½ cucchiaino di zenzero fresco grattugiato
- 1 cucchiaino di miele
- 1 presa di noce moscata

Procedura:

1. Combinare le pere, lo yogurt, lo zenzero e il miele nel frullatore e frullare fino a renderlo liscio
2. Aggiungere la noce moscata e mescolare brevemente
3. Versare il frappè in bicchieri e servire immediatamente

Consigli:

- Sperimentare con differenti tipi di yogurt, come quello di bufala, per textures differenti
- A seconda della dolcezza delle pere, aggiustare la quantità di miele a piacere
- Per una versione più ricca di fibre, aggiungere un cucchiaio di semi di chia al frappè

Valori Nutrizionali: Calorie: 150, Grassi: 1g, Carboidrati: 28g, Proteine: 9g, Zuccheri: 20g

---

GELATO PROTEICO ALLA BANANA E BURRO DI ARACHIDI

Tempo di preparazione: 15 min

Tempo di cottura: nessuno

Modo di cottura: Frullatore

Porzioni: 4

Ingredienti:

- 4 banane mature, congelate
- 2 cucchiai di burro di arachidi naturale
- 2 misurini di proteine del siero del latte, aroma vaniglia
- 1 tz di latte di cocco non zuccherato
- 1 cucchiaino di estratto di vaniglia

Procedura:

1. Tagliare le banane congelate a pezzi e metterle nel frullatore insieme al burro di arachidi, alle proteine del siero del latte, al latte di cocco e all'estratto di vaniglia
2. Frullare fino a ottenere una consistenza cremosa simil-gelato
3. Servire immediatamente o conservare nel freezer fino al momento di servire

Consigli:

- Aggiungere pepite di cioccolato fondente per un tocco goloso
- Per una consistenza più morbida, lasciare il gelato a temperatura ambiente per alcuni minuti prima di servire
- Per un tocco nutrizionale aggiuntivo, spolverare con semi di chia prima di servire

Valori Nutrizionali: Calorie: 280, Grassi: 10g, Carboidrati: 34g, Proteine: 15g, Zuccheri: 18g

Tempo di preparazione: 5 min

Tempo di cottura: nessuno

Modo di cottura: Frullatore

Porzioni: 1

Ingredienti:

- 1 avocado maturo
- 1 tz di latte di mandorla senza zucchero
- 1 cucchiaio di spirulina in polvere
- 1 cucchiaio di semi di chia
- 1 cucchiaio di sciroppo d'acero
- Ghiaccio qb

Procedura:

1. Mettere tutti gli ingredienti nel frullatore
2. Frullare fino a ottenere un composto omogeneo e cremoso
3. Servire immediatamente

Consigli:

- Aggiungere un pizzico di pepe di cayenna per un tocco piccante
- Utilizzare latte di cocco per una versione più esotica
- Includere un cucchiaino di polvere di maca per un boost energetico extra

Valori Nutrizionali: Calorie: 350, Grassi: 24g, Carboidrati: 32g, Proteine: 10g, Zuccheri: 12g

Tempo di preparazione: 10 min

Tempo di cottura: nessuno

Modo di cottura: Frullatore

Porzioni: 1

Ingredienti:

- 1 barbabietola cruda e pelata
- 1 mela
- 1 cm di radice di zenzero fresco
- 1 tz di acqua di cocco
- 1 limone, solo il succo
- Ghiaccio qb

Procedura:

1. Tagliare la barbabietola e la mela a piccoli pezzi
2. Mettere tutti gli ingredienti nel frullatore
3. Frullare fino a ottenere una miscela liscia e omogenea
4. Servire ben freddo

Consigli:

- Ideale per consumare prima dell'allenamento mattutino
- Aggiungere una presa di curcuma per aumentare le proprietà anti-infiammatorie
- Guarnire con foglie di menta per un tocco di freschezza

Valori Nutrizionali: Calorie: 180, Grassi: 0.5g, Carboidrati: 44g, Proteine: 3g, Zuccheri: 38g

MOUSSE AL CACAO E AVOCADO

Tempo di preparazione: 15 min

Tempo di cottura: nessuno

Modo di cottura: Nessuna Cottura

Porzioni: 2

Ingredienti:

- 1 avocado grande
- 2 cucchiai di cacao in polvere
- 2 cucchiai di miele
- 1 cucchiaino di estratto di vaniglia
- 1 presa di sale
- 1/4 tz di latte di mandorla

Procedura:

1. Sbucciare l'avocado e rimuovere il nocciolo
2. Mettere tutti gli ingredienti in un frullatore e frullare fino a ottenere una crema liscia
3. Refrigerare per 1 ora prima di servire

Consigli:

- Servire con frutta fresca o noci per una croccantezza aggiuntiva
- Aggiungere un cucchiaio di proteine in polvere per un valore proteico maggiorato
- Usare sciroppo d'agave anziché miele per una versione vegana

Valori Nutrizionali: Calorie: 290, Grassi: 19g, Carboidrati: 27g, Proteine: 5g, Zuccheri: 17g

GELATO PROTEICO DI BANANE E BURRO DI ARACHIDI

Tempo di preparazione: 10 min + 4h congelamento

Tempo di cottura: nessuno

Modo di cottura: Congelatore

Porzioni: 4

Ingredienti:

- 3 banane mature, congelate
- 2 cucchiai di burro di arachidi
- 1 cucchiaio di cacao in polvere
- 1/4 tz di latte di soia

- 1 cucchiaio di miele
- Stevia qb

Procedura:

1. Mettere le banane, il burro di arachidi, il cacao, il latte di soia e il miele in un frullatore
2. Frullare fino a ottenere una consistenza liscia
3. Versare in un contenitore e congelare per almeno 4 ore

Consigli:

- Servire con scaglie di cioccolato fondente per un gusto più intenso
- Aggiungere un pizzico di cannella per un tocco speziato
- Usare burro di mandorle per variazione

Valori Nutrizionali: Calorie: 210, Grassi: 8g, Carboidrati: 34g, Proteine: 5g, Zuccheri: 22g

---

CHIA FRESCA ENERGIZZANTE AL LAMPONE

Tempo di preparazione: 5 min
Tempo di cottura: nessuno
Modo di cottura: Nessuna Cottura
Porzioni: 2
Ingredienti:

- 1 tz di acqua
- 3 cucchiai di semi di chia
- 1 cucchiaio di sciroppo d'acero
- ½ tz di lamponi freschi
- Succo di 1 limone

Procedura:

1. Mettere i semi di chia in un vaso e aggiungere acqua
2. Lasciare riposare per 15 minuti finché i semi non hanno assorbito l'acqua e si sono espansi
3. Aggiungere il succo di limone, i lamponi e lo sciroppo d'acero e mescolare bene

Consigli:

- Bevanda perfetta per idratarsi e ricaricarsi dopo un allenamento intenso
- Personalizzare con frutti di bosco a piacere per variazioni sul tema
- Aggiungere una foglia di menta per un tocco extra di freschezza

Valori Nutrizionali: Calorie: 180, Grassi: 9g, Carboidrati: 24g, Proteine: 4g, Zuccheri: 12g

Tempo di preparazione: 5 min

Tempo di cottura: nessuno

Modo di cottura: Frullatore

Porzioni: 1

Ingredienti:

- 1 guava matura, pelata e tagliata a cubetti
- 1 banana congelata
- 1 cucchiaio di polvere di spirulina
- 250 ml di latte di mandorla non zuccherato
- 1 cucchiaino di miele

Procedura:

1. Pulire la guava e la banana e tagliarle
2. Inserire tutti gli ingredienti nel frullatore e frullare fino a ottenere una consistenza liscia e omogenea
3. Servire immediatamente

Consigli:

- Utilizzare guava ben matura per una dolcezza naturale
- Aggiungere cubetti di ghiaccio per una consistenza più fresca e rinfrescante

Valori Nutrizionali: Calorie: 285, Grassi: 4g, Carboidrati: 55g, Proteine: 8g, Zuccheri: 32g

Tempo di preparazione: 10 min

Tempo di cottura: nessuno

Modo di cottura: Nessuna Cottura

Porzioni: 2

Ingredienti:

- 2 avocado maturi
- 2 cucchiai di polvere di cacao non zuccherata
- 1 cucchiaio di polvere di matcha
- 3 cucchiai di sciroppo d'acero
- 1 pizzico di sale

Procedura:

1. Tagliare e sbucciare gli avocado
2. Unire tutti gli ingredienti in un frullatore e frullare fino a che non diventano cremosi e omogenei
3. Servire freddo

Consigli:

- Servire con una spolverata di cocco grattugiato per un tocco tropicale

• Aggiungere un cucchiaio di nocciola tritata per una croccantezza extra

Valori Nutrizionali: Calorie: 240, Grassi: 15g, Carboidrati: 28g, Proteine: 4g, Zuccheri: 12g

SMOOTHIE BOWL DI ACAI E SEMI DI CHIA

Tempo di preparazione: 15 min

Tempo di cottura: nessuno

Modo di cottura: Frullatore

Porzioni: 1

Ingredienti:

- 200 g di polpa di acai congelata
- 1 banana congelata
- 100 ml di latte di cocco
- 1 cucchiaio di semi di chia, precedentemente ammollati
- 1 cucchiaino di burro di mandorle
- Fragole fresche e scaglie di cocco per guarnire

Procedura:

1. Frullare la polpa di acai con la banana e il latte di cocco fino a ottenere un composto cremoso
2. Versare in una ciotola e aggiungere semi di chia e burro di mandorle
3. Guarnire con fragole e cocco

Consigli:

- Aspettare 5 minuti prima di mangiare per permettere ai semi di chia di gelificarsi
- Decorare con mirtilli per un extra di antiossidanti

Valori Nutrizionali: Calorie: 310, Grassi: 17g, Carboidrati: 35g, Proteine: 5g, Zuccheri: 15g

BASTONCINI ENERGETICI DI QUINOA E ARANCIA

Tempo di preparazione: 20 min

Tempo di cottura: nessuno

Modo di cottura: Nessuna Cottura

Porzioni: 12

Ingredienti:

- 1 tz di quinoa soffiata
- ½ tz di mandorle tritate
- ¼ tz di semi di girasole
- 2 cucchiai di scorza d'arancia
- 4 cucchiai di olio di cocco
- 3 cucchiai di sciroppo d'agave

Procedura:

1. Combinare tutti gli ingredienti in una ciotola grandi

2. Impastare fino a ottenere un composto omogeneo

3. Formare delle barrette e lasciar raffreddare in frigorifero

Consigli:

- Conservare in un contenitore ermetico per mantenere freschezza
- Utilizzare arance biologiche per un sapore più intenso

Valori Nutrizionali: Calorie: 180, Grassi: 9g, Carboidrati: 23g, Proteine: 4g, Zuccheri: 10g

GELATO DI PISELLI PROTEICO

Tempo di preparazione: 40 min

Tempo di cottura: nessuno

Modo di cottura: Congelatore

Porzioni: 4

Ingredienti:

- 200 g di piselli freschi sbollentati
- 250 ml di latte di soia
- 2 scoop di proteine in polvere neutre
- 1 cucchiaio di sciroppo di acero
- 1 cucchiaino di estratto di vaniglia

Procedura:

1. Frullare i piselli con il latte di soia, le proteine in polvere, lo sciroppo d'acero e l'estratto di vaniglia fino a ottenere un composto liscio

2. Mettere in una gelatiera o in vaschette e congelare

Consigli:

- Usare piselli molto giovani per un gusto più dolce
- Servire con un topping di frutta fresca per un contrasto di sapori

Valori Nutrizionali: Calorie: 120, Grassi: 2g, Carboidrati: 15g, Proteine: 10g, Zuccheri: 8g

BARRETTE DI RISO SOFFIATO E PROTEINE AL TAHINI

Tempo di preparazione: 15 min

Tempo di cottura: nessuno

Modo di cottura: Nessuna Cottura

Porzioni: 10

Ingredienti:

- 1 tz di riso soffiato
- ½ tz di tahini
- ¼ tz di sciroppo di agave
- 30 g di polvere di proteine al cioccolato
- 2 cucchiai di semi di lino macinati

Procedura:

1. Mescolare il tahini e lo sciroppo di agave in una ciotola grande fino a ottenere una pasta omogenea
2. Aggiungere il riso soffiato, la polvere di proteine e i semi di lino
3. Pressare il composto in una teglia foderata e raffreddare in frigo

Consigli:

- Tagliare quando si raffredda
- Conservare in un luogo fresco e asciutto per mantenere la croccantezza

Valori Nutrizionali: Calorie: 150, Grassi: 7g, Carboidrati: 17g, Proteine: 6g, Zuccheri: 8g

FRULLATO RINVIGORENTE MATCHA E SPIRULINA

Tempo di preparazione: 5 min

Tempo di cottura: nessuno

Modo di cottura: Frullatore

Porzioni: 1

Ingredienti:

- 1 tz di latte di mandorla
- 1 cucchiaio di polvere di matcha
- 1 cucchiaio di spirulina in polvere
- 1 banana matura
- ½ avocado
- 1 cucchiaio di semi di chia
- 1 cucchiaio di sciroppo d'acero

Procedura:

1. Mettere tutti gli ingredienti nel frullatore
2. Frullare fino a ottenere un composto liscio e omogeneo
3. Servire immediatamente

Consigli:

- Aggiungere cubetti di ghiaccio per una consistenza più fresca e frappata
- È possibile sostituire il latte di mandorla con altro latte vegetale a seconda delle preferenze
- Ricco di antiossidanti, questo frullato è ideale come pre-allenamento

Valori Nutrizionali: Calorie: 350, Grassi: 15g, Carboidrati: 50g, Proteine: 10g, Zuccheri: 20g

BARRETTE ENERGETICHE AL QUINOA E COCCO

Tempo di preparazione: 20 min

Tempo di cottura: 15 min

Modo di cottura: Forno

Porzioni: 12 barrette

Ingredienti:

- 1 tz di quinoa cotta
- ½ tz di cocco disidratato
- ¼ tz di semi di girasole
- ¼ tz di uvetta
- 2 cucchiai di olio di cocco
- 3 cucchiai di miele
- 1 pz di sale

Procedura:

1. Mescolare tutti gli ingredienti in una ciotola
2. Pressare il composto in una teglia rivestita
3. Cuocere in forno a 180°C per circa 15 min
4. Lasciar raffreddare e tagliare in barrette

Consigli:

- Conservare in contenitore ermetico per mantenere la freschezza
- Ideale per uno snack energizzante pre o post allenamento

Valori Nutrizionali: Calorie: 200, Grassi: 10g, Carboidrati: 25g, Proteine: 5g, Zuccheri: 10g

---

SMOOTHIE PROTEICO DI ACAI E MIRTILLI

Tempo di preparazione: 5 min
Tempo di cottura: nessuno
Modo di cottura: Frullatore
Porzioni: 1
Ingredienti:

- 1 tz di mirtilli congelati
- 1 banana
- ½ tz di yogurt greco
- 1 cucchiaio di polvere di acai
- 1 cucchiaio di miele
- 1 tz di spinaci freschi

Procedura:

1. Unire tutti gli ingredienti nel frullatore
2. Frullare fino a creare un smoothie cremoso e omogeneo
3. Servire fresco

Consigli:

- Per un extra di proteine, aggiungere un misurino di proteine in polvere sapore vaniglia
- Decorare con semi di chia per un boost di omega-3

Valori Nutrizionali: Calorie: 300, Grassi: 5g, Carboidrati: 55g, Proteine: 15g, Zuccheri: 35g

GELATO PROTEICO ALLA VANIGLIA E TAHINI

Tempo di preparazione: 10 min

Tempo di cottura: nessuno

Modo di cottura: Congelatore

Porzioni: 4 porzioni

Ingredienti:

- 2 banane congelate
- 2 cucchiai di tahini
- 2 cucchiai di proteine in polvere sapore vaniglia
- 1 cucchiaio di miele
- 1 pz di sale mi

Procedura:

1. Mettere tutti gli ingredienti in un frullatore o un robot da cucina
2. Frullare fino a ottenere una consistenza simile a quella del gelato
3. Servire immediatamente o congelare per un'ora per una consistenza più soda

Consigli:

- Aggiungere cacao in polvere per un tocco di cioccolato
- Guarnire con noccioline tritate per una croccantezza aggiuntiva
- Ideale come ricostituente dopo l'allenamento

Valori Nutrizionali: Calorie: 250, Grassi: 10g, Carboidrati: 30g, Proteine: 10g, Zuccheri: 20g

INSALATA DI CECI E TONNO CON SALSA AL LIMONE

Tempo di preparazione: 15 min

Tempo di cottura: nessuno

Modo di cottura: Nessuna Cottura

Porzioni: 2 porzioni

Ingredienti:

- 1 scatola di ceci sgocciolati e risciacquati
- 1 scatola di tonno al naturale
- 1 pomodoro grande tagliato a cubetti
- ½ cipolla rossa affettata sottile
- 2 cucchiai di olio evo
- Succo di 1 limone
- 1 manciata di prezzemolo tritato
- Sale e pepe qb

Procedura:

1. In una grande ciotola combinare tutti gli ingredienti
2. Condire con olio, succo di limone, sale e pepe
3. Lasciare marinare per almeno 10 minuti prima di servire

Consigli:

- Ottima per un pasto leggero ma protettivo post allenamento
- Si può aggiungere un avocado per aumentare l'apporto di grassi salutari

Valori Nutrizionali: Calorie: 400, Grassi: 20g, Carboidrati: 30g, Proteine: 30g, Zuccheri: 5g

TOAST AVOCADO E SALMONE AFFUMICATO

Tempo di preparazione: 10 min

Tempo di cottura: nessuno

Modo di cottura: Nessuna Cottura

Porzioni: 2 porzioni

Ingredienti:

- 2 fette di pane integrale tostato
- 1 avocado maturo schiacciato
- 100g di salmone affumicato
- 1 cucchiaio di succo di limone
- 1 cucchiaino di semi di sesamo
- Sale e pepe qb

Procedura:

1. Spalmare l'avocado sul pane tostato
2. Top con salmone affumicato
3. Spruzzare il succo di limone e cospargere con semi di sesamo
4. Condire con sale e pepe

Consigli:

- Perfetto per un pasto veloce e nutriente pre-allenamento
- Aggiungere un pizzico di peperoncino per un tocco piccante
- Ricco di Omega-3 e grassi monoinsaturi per un supporto energetico

Valori Nutrizionali: Calorie: 300, Grassi: 20g, Carboidrati: 20g, Proteine: 15g, Zuccheri: 3g

FRULLATO RIPARATORE POST-ALLENAMENTO

Tempo di preparazione: 5 min

Tempo di cottura: nessuno

Modo di cottura: Frullatore

Porzioni: 1

Ingredienti:

- 150 ml di latte di mandorla senza zucchero
- 2 cucchiai di polvere di proteine del siero del latte
- ½ banana matura
- ¼ di avocado maturo
- 1 cucchiaio di semi di chia

- 1 cucchiaino di estratto di vaniglia

Procedura:

1. Unire tutti gli ingredienti nel frullatore e frullare fino a ottenere una consistenza liscia e omogenea
2. Servire immediatamente

Consigli:

- Aggiungere cubetti di ghiaccio per una versione più fresca e rinfrescante
- Utilizzare proteine in polvere di alta qualità per massimizzare il recupero muscolare
- È possibile sperimentare aggiungendo un cucchiaino di cacao in polvere per un tocco di gusto in più

Valori Nutrizionali: Calorie: 280, Grassi: 9g, Carboidrati: 29g, Proteine: 24g, Zuccheri: 12g

CAPITOLO 11. PIANO ALIMENTARE DI 4 SETTIMANE

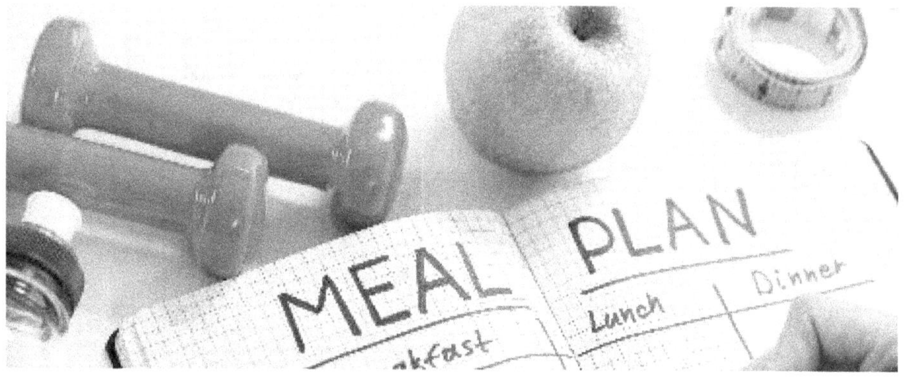

11.1 PANORAMICA DEL PIANO ALIMENTARE SETTIMANALE

Benvenuti nel cuore pulsante del nostro viaggio verso l'eccellenza sportiva attraverso l'alimentazione: il piano alimentare settimanale che vi guiderà attraverso le prossime quattro settimane. Capire cosa, quanto e quando mangiare può sembrare inizialmente un puzzle complesso, soprattutto per chi vive già una routine frenetica; tuttavia, scomponendo la dieta in settimane gestibili, troviamo non solo la chiarezza, ma anche il modo per massimizzare le nostre prestazioni sia in allenamento sia nella vita quotidiana.

Il nostro piano è concepito per essere molto più di una semplice sequenza di pasti. È un percorso che si adatta ai vostri specifici bisogni energetici e nutrizionali, modellato in base alle diverse fasi dell'allenamento e alle esigenze personali di recupero e crescita muscolare. Ogni settimana sarà diversificata, od ogni giornata porterà con sé la certezza alimentare necessaria a dare il meglio di voi stessi.

L'importanza di questo piano non risiede solo nella qualità e nella precisione degli alimenti scelti, ma anche nella loro disposizione lungo l'arco della giornata e della settimana, permettendovi di affrontare ogni allenamento con energia rinnovata e di recuperare in modo ottimale. Sarà come avere un copilota nutrizionale che vi guida attraverso ogni curva e rettilineo del percorso sportivo.

Sfrutteremo alimenti ed elementi nutrizionali che hanno dimostrato scientificamente di potenziare le prestazioni e la rigenerazione del corpo dopo lo sforzo. Dalla colazione che darà il via alla vostra giornata all'importante necessità di nutrire il corpo dopo il tramonto, ogni pasto sarà una pietra miliare verso il vostro traguardo personale.

Questa panoramica settimanale è il primo passo verso una profonda trasformazione sportiva e personale che s'integra perfettamente nella vostra vita quotidiana, rendendo ogni giorno un passo avanti verso una salute e prestazioni ottimali. Preparatevi a guardare i vostri piatti non solo come fonte di nutrimento, ma come veri alleati nel vostro viaggio atletico.

SETT. 1	Colazione	Spuntino	Pranzo	Spuntino	Cena
Lunedì	Frullato di Avena e Cacao	Barrette Energetiche di Avena e Bacche di Goji	Couscous di Mare con Zafferano	Energy Balls al Cacao e Maca	Risotto al Tartufo Nero e Mascarpone
Martedì	Pancake Proteico alla Quinoa	Snack Balls con Datteri e Cocco	Quinoa Rosa con Barbabietola e Avocado	Smoothie Bowl Antiossidante all'Acai	Spiedini di Salmone e Verdure al Limone
Mercoledì	Toast di Avocado e Uovo in Camicia	Cubetti Energetici al Burro di Arachidi	Tacos di Pollo al Lime e Coriandolo	Barrette Energetiche alla Quinoa e Albicocca	Tagliatelle al Pesto di Rucola e Noci
Giovedì	Crepes di Farro e Spinaci	Gelato Proteico al Caffè	Risotto al Cavolfiore e Parmigiano	Frullato Rivitalizzante Keto	Couscous con Verdure Grigliate e Hummus
Venerdì	Smoothie Bowl Energizzante	Shake Proteico con Avocado e Frutti di Bosco	Burger di Salmone e Quinoa	Smoothie Verde Detox	Pollo al Curry con Latte di Cocco e Lime
Sabato	Omelette Mediterranea	Frullato di Avocado e Cacao	Spaghetti Integrali al Pesto di Rucola e Noci	Frullato Proteico di Mirtilli e Spinaci	Insalata Rinforzata di Quinoa e Tacchino
Domenica	Smoothie Verde Rivitalizzante	Gelato Proteico alla Banana e Burro di Arachidi	Insalata di Quinoa con Pollo, Avocado e Semi di Chia	Mousse al Cacao e Avocado	Zuppa di Lenticchie al Curry

SETT. 2	Colazione	Spuntino	Pranzo	Spuntino	Cena
Lunedì	Smoothie Bowl di Acai e Spinaci	Barrette di Riso Soffiato e Proteine al Tahini	Insalata di Quinoa con Pollo, Avocado e Semi di Chia	Smoothie Verde Detox	Casseruola di Tacchino e Quinoa
Martedì	Muffin Proteici ai Mirtilli e Ricotta	Cubetti Energetici al Burro di Arachidi	Pollo Zenzero e Lime	Frullato Proteico di Mirtilli e Spinaci	Buddha Bowl con Tofu Affumicato e Avocado
Mercoledì	Omelette di Spinaci e Feta con Salsa di Avocado	Shake Proteico con Avocado e Frutti di Bosco	Risotto alla Barbabietola e Caprino	Mousse al Cacao e Avocado	Filetto di Salmone in Crosta di Sesamo
Giovedì	Porridge di Amaranto e Pere	Barrette Energetiche al Quinoa e Cocco	Pesce Spada alla Griglia con Salsa Verde	Gelato Proteico alla Banana e Burro di Arachidi	Pollo al Limone e Timo con Couscous di Cavolfiore
Venerdì	Toast di Avocado e Salmone Affumicato	Frullato di Avocado e Cacao	Salmone al forno con crosta di quinoa e erbe aromatiche	Smoothie Rivitalizzante alla Barbabietola e Zenzero	Tempeh Marinato e Grigliato con Insalata di Bulgur
Sabato	Pancakes Proteici alla Quinoa	Energy Balls al Cacao e Maca	Teglia di barbabietole e carote al timo	Frappè di Pere e Zenzero	Involtini primavera al forno con verdure e tofu
Domenica	Frullato di Avena e Mandorle con Spirulina	Gelato Proteico alla Vaniglia e Tahini	Pollo alla piastra con marinata all'arancia e zenzero	Chia Fresca Energizzante al Lampone	Farrotto ai Funghi e Asparagi

SETT. 3	Colazione	Spuntino	Pranzo	Spuntino	Cena
Lunedì	Pancake di Quinoa e Banana	Barrette Energetiche alla Quinoa e Albicocca	Pollo al Curry con Latte di Cocco e Lime	Smoothie Verde Detox	Tagliatelle al Pesto di Rucola e Noci
Martedì	Toast di Avocado e Uovo al Vapore	Smoothie Bowl Antiossidante all'Acai	Insalata di Quinoa Ceci e Pomodori Secchi	Snack Balls con Datteri e Cocco	Spiedini di Salmone e Verdure al Limone
Mercoledì	Smoothie Bowl di Acai e Spinaci	Energy Balls al Cacao e Maca	Pollo alla piastra con marinata all'arancia e zenzero	Cubetti Energetici al Burro di Arachidi	Tacos di Polpo con Pico de Gallo
Giovedì	Mousse di Ricotta e Matcha	Gelato Proteico al Caffè	Risotto ai funghi porcini e rosmarino	Shake Proteico con Avocado e Frutti di Bosco	Insalata di Quinoa e Pollo al Limone
Venerdì	Smoothie Energizzante Mirtilli e Spinaci	Toast Proteico con Avocado e Uovo	Insalata Mediterranea di Quinoa e Tonno	Frullato di Avocado e Cacao	Tempeh Marinato e Grigliato con Insalata di Bulgur
Sabato	Mini Frittate agli Spinaci e Feta	Frullato Rivitalizzante Keto	Couscous al Pollo e Verdure Speziate	Energy Balls al Cacao e Maca	Involtini primavera al forno con verdure e tofu
Domenica	Pane Proteico alla Banana e Noci	Barrette Energetiche al Quinoa e Cacao	Riso Nero Venere con Salmone e Avocado	Gelato Proteico alla Vaniglia e Tahini	Farrotto ai Funghi e Asparagi

SETT. 4	Colazione	Spuntino	Pranzo	Spuntino	Cena
Lunedì	Porridge di Quinoa e Bacche Rosse	Gelato Proteico alla Banana e Burro di Arachidi	Pollo Zenzero e Lime	Barrette Energetiche al Quinoa e Cocco	Filetto di Salmone in Crosta di Sesamo
Martedì	Frullato di Avena e Mandorle con Spirulina	Smoothie Proteico di Acai e Mirtilli	Insalata Rinforzata di Quinoa e Tacchino	Smoothie Verde Detox	Buddha Bowl con Tofu Affumicato e Avocado
Mercoledì	Pancakes di Farro e Zucca	Frullato di Avocado e Cacao	Risotto al Tartufo Nero e Mascarpone	Snack Balls con Datteri e Cocco	Pollo al Limone e Timo con Couscous di Cavolfiore
Giovedì	Yogurt Greco con Granola Fatta in Casa e Miele	Mousse al Cacao e Avocado	Pollo alla piastra con marinata all'arancia e zenzero	Cubetti Energetici al Burro di Arachidi	Tempeh Marinato e Grigliato con Insalata di Bulgur
Venerdì	Omelette Con Spinaci e Feta	Chia Fresca Energizzante al Lampone	Insalata di quinoa con edamame e pomodorini	Shake Proteico con Avocado e Frutti di Bosco	Involtini primavera al forno con verdure e tofu
Sabato	Ciotola di Quinoa e Bacche	Frullato Antiossidante di Guava e Spirulina	Risotto ai funghi porcini e rosmarino	Frullato di Avocado e Cacao	Farrotto ai Funghi e Asparagi
Domenica	Smoothie Verde Rivitalizzante	Bastoncini Energetici di Quinoa e Arancia	Tempeh Marinato e Grigliato con Insalata di Bulgur	Energy Balls al Cacao e Maca	Zuppa di Lenticchie al Curry

Benvenuti in uno dei capitoli più concreti e utili del nostro viaggio verso l'eccellenza sportiva attraverso la nutrizione: la preparazione delle liste della spesa e dei pasti. Qui troverete la chiave per trasformare le teorie nutrizionali in azioni quotidiane tangibili e deliziose.

Organizzare una lista della spesa intelligente e preparare i pasti in anticipo sono elementi cruciali per aderire con successo a un piano alimentare ottimizzato per le prestazioni atletiche. Immaginate di entrare in una cucina dove ogni ingrediente ha uno scopo ben definito per la vostra salute e le vostre prestazioni, dove niente è lasciato al caso. Questo capitolo vi aiuterà ad arrivare proprio a questo punto, rendendovi più semplice rimanere in carreggiata senza sacrificare la varietà e il gusto.

Approcciarsi alla spesa con un piano chiaro non è solo un risparmio di tempo e di risorse, ma è anche un modo per evitare acquisti impulsivi, che spesso si traducono in scelte meno salutari. Vi fornirò una guida dettagliata per sviluppare liste della spesa personalizzate che rispecchiano le esigenze nutritive specifiche dei diversi obiettivi di prestazione, che si tratti di resistenza, forza o agilità.

La preparazione dei pasti, poi, è l'arte di pianificare, cucinare e conservare i pasti in modo che siano pronti quando serve, una strategia che fa risparmiare sforzi durante la settimana. Potete cucinare in batch durante il weekend, per esempio, e avere pasti bilanciati e nutritivi pronti da riscaldare in pochi minuti. Vi illustrerò tecniche e trucchi per massimizzare sapore e valore nutritivo, mantenendo al contempo la freschezza degli alimenti, per assicurare non solo piacere, ma anche funzionalità a ogni assaggio.

Che sia chiaro, le strategie qui presentate non sono soltanto mirate alla convenienza, ma sono pensate per supportare ogni fase del vostro sviluppo sportivo con il massimo rigore scientifico e una pinch of creatività. Preparatevi a rendere il vostro frigorifero un alleato fondamentale nella vostra ricerca dell'eccellenza sportiva!

Ingredienti Essenziali per Ogni Settimana

Per garantire che il vostro piano alimentare sia un vero successo, concentrarsi sugli ingredienti essenziali è cruciale. Questi non solo facilitano la preparazione dei pasti ma assicurano che il vostro corpo riceva tutto ciò di cui ha bisogno per esprimersi al meglio durante l'allenamento e il recupero. Disporre di una dispensa e un frigorifero ben assortiti è come avere il kit del perfetto atleta a portata di mano. Vediamo insieme quali sono gli ingredienti che non dovrebbero mai mancare settimana dopo settimana.

Proteine Magre: Le proteine sono il mattone essenziale dei vostri muscoli. Optate per varietà magre come petto di pollo, tacchino, pesce come salmone e merluzzo, e per i vegetariani, fonti quali legumi, tofu e tempeh. Le proteine non solo aiutano nella riparazione e costruzione muscolare ma promuovono la sazietà, aiutando così a controllare l'apporto calorico totale.

Carboidrati Complessi: Gli atleti hanno bisogno di energia, e i carboidrati sono il loro carburante. Includete nella vostra lista alimenti come patate dolci, quinoa, riso integrale e avena. Questi carboidrati rilasciano energia gradualmente, evitando picchi di zuccheri nel sangue e garantendo una fornitura costante durante tutto il giorno.

Grassi Salutari: Non temete i grassi; sono fondamentali per una buona salute. Avocado, noci, semi e olio extravergine di oliva dovrebbero essere presenti nella vostra dieta quotidiana. Forniscono acidi grassi essenziali e aiutano nell'assorbimento di vitamine liposolubili come la vitamina D, cruciale specialmente nei mesi invernali.

Verdura Variata: Ricca di fibra, vitamine e minerali, la verdura non deve mai mancare. Variegare i colori è un modo semplice per garantire una gamma di nutrienti. Spinaci, broccoli, peperoni e carote sono solo alcuni esempi di verdure versatili e nutrienti che possono essere facilmente integrate in diversi pasti.

Frutta Fresca e Secca: Perfetta come snack, la frutta è una fonte naturale di zuccheri, fibra e una vasta gamma di nutrienti essenziali. Optate per frutta fresca di stagione e tenete a portata di mano frutta secca come mele, banane e bacche per uno snack veloce pre o post allena4mento.

Latticini o Sostituti: Gli alimenti come yogurt greco o kefir sono ricchi di probiotici, importanti per la salute dell'intestino, oltre a essere una buona fonte di calcio e proteine. Per coloro che seguono diete vegane, esistono numerose alternative quali yogurt di cocco o mandorla arricchiti di calcio.

Condimenti e spezie: Infine, ma non meno importante, un buon atleta sa che il sapore non deve essere sacrificato. Spezie ed erbe non solo aggiungono profumo e gusto ai piatti ma possiedono anche proprietà anti-infiammatorie e antiossidanti. Non dimenticate di aggiungere alla vostra lista curry, paprika, pepe nero e zenzero, per citarne alcune.

Ricordate, la variabilità non è solo il condimento della vita ma è anche la base di una dieta equilibrata. Avere questi ingredienti a disposizione garantirà che possiate concentrarvi pienamente sui vostri allenamenti, sapendo che la vostra alimentazione supporta ogni vostra passo verso il successo.

Tecniche di Cucina in Lotti

Preparare i pasti in anticipo può sembrare un'impresa, ma con le giuste tecniche di cucina in lotti, tutto diventa più semplice e gestibile. Questo metodo non solo vi farà risparmiare tempo durante la settimana, ma vi assicurerà di avere sempre a disposizione opzioni nutrienti e salutari, essenziali per mantenere un'alimentazione equilibrata e per farvi raggiungere i vostri obiettivi sportivi.

Prima di tutto, scegliete un giorno della settimana per la vostra preparazione, generalmente durante il weekend, quando avrete più tempo da dedicare alla cucina senza la pressione delle attività quotidiane. Questo diventerà il vostro momento per cucinare in tranquillità, creando una varietà di piatti che vi supporteranno nutrizionalmente per tutta la settimana. Cominciate dalla base: cuocere in grandi quantità cereali come quinoa, riso integrale o farro. Questi possono essere utilizzati in diverse ricette durante la settimana, da insalate ricche a piatti principali. Lo stesso vale per le proteine: potete cuocere diverse petti di pollo, filetti di pesche o fagioli e ceci. Le proteine sono cruciali nella dieta di un atleta e averle già pronte riduce di molto i tempi di preparazione dei pasti quotidiani.

Un aspetto importante della cucina in lotti è la creatività nel riadattare gli stessi ingredienti in modi diversi per evitare la monotonia. Ad esempio, il pollo cotto può essere utilizzato in un avvolgente burrito, come base per una gustosa insalata o, semplicemente, accompagnato da una porzione di verdure grigliate. Variare le spezie e i condimenti può trasformare completamente il sapore di un piatto, mantenendo alto l'interesse per i vostri pasti.

Per quanto riguarda le verdure, uno dei metodi più efficienti è la cottura al vapore o la grigliatura. Preparate una grande quantità di verdure variegate come broccoli, carote e zucchine. Possono essere aggiunte a qualsiasi pasto per incrementare l'apporto di micronutrienti o diventare il piatto principale di una cena leggera.

Non trascurate i frullati e gli spuntini. Preparare in anticipo porzioni di frutta da congelare o assemblare mix di frutta secca e semi può facilitare la realizzazione di frullati nutrienti o snack veloci, perfetti per prima o dopo l'allenamento.

La conservazione è altrettanto cruciale. Assicuratevi di avere contenitori adeguati per dividere i pasti in porzioni. Questo non solo facilita l'organizzazione in cucina ma aiuta anche a mantenere una corretta gestione delle porzioni, aspetto fondamentale nella dieta di un atleta. Utilizzare contenitori trasparenti può essere un piccolo trucco visivo per ricordarvi cosa avete nel frigo e per invogliarvi a consumare ciò che avete preparato.

Infine, ricordate che l'obiettivo di cucinare in lotti è quello di semplificarvi la vita durante la settimana, permettendovi di concentrarvi su allenamenti e riposo senza preoccuparvi di cosa preparare per cena. Con un po' di pianificazione e creatività nella cucina, i benefici si vedranno non solo nella vostra alimentazione ma anche nelle vostre prestazioni sportive.

Consigli per Risparmiare Tempo per Atleti Impegnati

Il tempo è un bene prezioso, soprattutto per gli atleti che cercano di bilanciare allenamenti intensi, riposo adeguato e, non meno importante, una nutrizione ottimale. Qui troverete alcuni consigli pratici che vi permetteranno di ottimizzare la gestione del tempo, assicurandovi che la preparazione dei pasti non diventi un ulteriore carico di stress, ma piuttosto un componente efficace e gestibile del vostro stile di vita sportivo.

Pianificare è tutto: Dedicare ogni settimana qualche ora alla pianificazione del menù e alla creazione della lista della spesa può sembrare un impegno, ma vi farà risparmiare un tempo prezioso nei giorni a seguire. Stilate un menù settimanale prima di andare a fare la spesa, così da sapere esattamente cosa comprare e evitare acquisti superflui che non farete in tempo a consumare.

Utilizzare la tecnologia: App di lista della spesa e di pianificazione dei pasti possono fare miracoli per la vostra organizzazione. Molte app non solo vi permettono di creare liste condivisibili tra i membri della famiglia o con il vostro allenatore, ma possono anche suggerirvi ricette basate sugli ingredienti che avete a disposizione, riducendo al minimo lo spreco di cibo e di tempo.

Cucinare in lotti: Come già accennato, preparare grandi quantità di cibo in una sola sessione è un modo eccezionale per liberare tempo durante la settimana. Cucinare una grande pentola di zuppa, stufato, o cereali come riso o quinoa, che possono essere facilmente conservati e riscaldati, significa avere sempre a disposizione un pasto nutriente e veloce.

Pre-tagliare e pre-preparare: Investite tempo nel lavare e tagliare verdure, carne e altri ingredienti subito dopo aver fatto la spesa. Conservateli in contenitori trasparenti in frigorifero, pronti per essere cucinati rapidamente. Questa organizzazione iniziale riduce notevolmente i tempi di preparazione dei singoli pasti.

Pasti semplici ma efficaci: Non tutti i pasti necessitano di essere complicati o di richiedere molto tempo. A volte, un pasto nutriente può consistere in una semplice insalata con un adeguato bilanciamento di proteine, grassi e carboidrati. Imparate a sfruttare la semplicità di ingredienti di qualità che non richiedono grande lavorazione.

Cottura programmabile: Attrezzi da cucina come slow cookers o Instant Pots sono fantastici per i loro settaggi di tempo. Potete preparare gli ingredienti la sera precedente, impostare la cottura per il giorno dopo e tornare a casa dopo l'allenamento trovando il pasto già pronto.

Sfruttare i ritagli di tempo: Anche i periodi di tempo apparentemente inutili, come i minuti passati a attendere che l'acqua bolla o mentre si lascia riposare la carne dopo la cottura, possono essere utilizzati per piccole preparazioni come sminuzzare le erbe o preparare un veloce condimento.

Implementare queste strategie significa ridurre lo stress legato alla preparazione dei pasti, lasciando più spazio e energia per concentrarsi sugli allenamenti e sul recupero. La nutrizione non deve essere un elemento stressante della vostra routine di allenamento, ma piuttosto un piacevole e salutare complemento. Con un po' di organizzazione e creatività, la gestione del tempo in cucina può diventare un vostro punto di forza, non una fonte di ansia.

Ciascun atleta è un viaggio unico, e come tale richiede un piano nutrizionale che celebri e supporti questa individualità. Non c'è una soluzione alimentare "taglia unica" capace di soddisfare ogni esigenza sportiva e personale. Nel corso delle precedenti settimane, avete esplorato come creare un menu settimanale strutturato e come organizzarsi per la spesa e la preparazione dei pasti. Ora, è giunto il momento di rifinire questi piani per far sì che rispecchino perfettamente i vostri obiettivi, siano essi aumentare la massa muscolare, migliorare la resistenza o perdere peso in maniera efficace.

L'adattamento del piano alimentare non è soltanto una questione di calorie; è un processo che richiede attenzione al modo in cui gli alimenti interagiscono con il vostro corpo durante vari tipi di attività fisica e diversi momenti della giornata. Capire come personalizzare la vostra dieta significa comprendere non solo le necessità nutrizionali del vostro corpo, ma anche le sue risposte a differenti tipologie di nutrienti.

Nell'adattare il vostro piano nutrizionale, considereremo come certi cibi possono essere ottimizzati per i vostri training e come le varie fasi del giorno influenzino l'assimilazione di nutrienti. Per esempio, la scelta di carboidrati complessi o proteine rapidamente assimilabili non è la stessa se si consumano al mattino o dopo un intenso allenamento serale.

In questo contesto, esploreremo anche come le preferenze personali e le esigenze specifiche possano essere integrate in un piano alimentare che non solo vi sostenga nelle vostre prestazioni ma anche nel vostro benessere generale e nella soddisfazione culinaria. Dopo tutto, il cibo deve essere un piacere e non solo un carburante.

Attraverso esempi pratici e consigli mirati, vi guiderò in questo processo di personalizzazione, assicurandomi che ogni scelta alimentare sia un tassello che contribuisca al successo del vostro percorso sportivo e personale.

Modificare il Piano per la Perdita di Peso

Quando si tratta di modellare il nostro piano alimentare per sostenere una perdita di peso efficace ed efficiente, è imprescindibile adottare un approccio mirato che innesti serenità e controllo nel nostro quotidiano. Non stiamo parlando di diete drastiche che privano il corpo dei nutrienti essenziali, ma di un'armoniosa modificazione delle abitudini alimentari che rispetta le esigenze energetiche e nutrizionali di chi è attivo nel mondo dello sport.

La perdita di peso negli atleti non segue le canoniche linee guida delle diete commerciali. Il nostro scopo è ridurre la massa grassa mantenendo la massa magra, essenziale per la forza, la resistenza e la salute generale. Questo si traduce in un piano che non solo limita alcune calorie, ma ne esalta la qualità e l'impiego nel sostegno all'attività fisica e alla ricomposizione corporea.

Prima di tutto, focalizzatevi sulla qualità dei macronutrienti. Le proteine, ad esempio, sono fondamentali in questo periodo di intervento nutrizionale. Non solo aiutano a preservare la massa muscolare, ma hanno anche un alto potere saziante, che può aiutare a controllare l'appetito e quindi a limitare il consumo calorico complessivo. Ottimi esempi includono il petto di pollo, il pesce bianco, i legumi come lenticchie e ceci, e le uova.

I carboidrati sono altrettanto importanti e devono essere selezionati con attenzione. Preferite quelli a basso indice glicemico, che si traducono in minori picchi di insulina dopo i pasti e quindi in una maggiore stabilità dei livelli di glucosio nel sangue. Questo influisce positivamente sul controllo dell'appetito e sul mantenimento dell'energia. Alimenti come l'avena, la quinoa, i dolci patate, e il riso integrale sono scelte eccellenti.

Anche i grassi giocano un ruolo cruciale, nonostante spesso vengano ingiustamente demonizzati. I grassi sani, in particolare quelli monoinsaturi e polinsaturi presenti in alimenti come l'olio d'oliva, i semi di chia, le noci, e l'avocado, sono essenziali per il mantenimento delle funzionalità cellulari e per dare energia nei periodi di ridotto apporto calorico.

Un altro aspetto fondamentale è la frequenza dei pasti. Piccoli e frequenti pasti possono aiutare a stabilizzare i livelli di zucchero nel sangue, evitando così i picchi di fame e permettendo una migliore gestione delle porzioni durante il giorno. Incorporate spuntini sani come frutta fresca, yogurt greco o barrette proteiche fatte in casa.

Infine, non dimenticate l'importanza dell'idratazione. Bere adeguatamente aiuta non solo a mantenere l'efficienza del metabolismo, ma può anche ridurre la sensazione di fame, spesso confusa con la sete.

Modificare il proprio regime alimentare per supportare la perdita di peso è un processo che richiede sensibilità e attenzione alle proprie necessità fisiche e psicologiche. Con la mente orientata non solo verso la perdita di peso ma verso un miglioramento del benessere generale e della performance atletica, si possono realizzare cambiamenti che infondono vigore e vitalità, permettendo di perseguire i propri obiettivi sportivi con rinnovato impeto e salute.

Adattamenti per l'Aumento Muscolare

Nel percorso di chi mira all'aumento muscolare, la nutrizione è tanto importante quanto l'esercizio fisico. Non si tratta solo di aumentare il consumo di proteine, ma di bilanciare intelligentemente tutti i nutrienti per ottenere i migliori risultati in termini di crescita muscolare e recupero.

Per prima cosa, è essenziale capire che per stimolare la crescita muscolare è necessario innanzitutto creare un leggero surplus calorico. Questo non significa abbuffarsi indiscriminatamente, ma aumentare le calorie consumate in modo controllato, puntando su alimenti nutrienti che supportino l'allenamento e la rigenerazione del tessuto muscolare.

Le proteine, ovviamente, giocano un ruolo cruciale. Sono il mattone fondamentale dei muscoli e, per un atleta che mira all'aumento muscolare, il fabbisogno proteico può salire fino a 1,6-2,2 grammi per kg di peso corporeo al giorno. Fonti di proteine di alta qualità come carni magre, pesce, uova, e latticini, così come diverse fonti vegetali come tempeh, legumi e quinoa, dovrebbero essere regolarmente inserite in ogni pasto.

Carboidrati, spesso ingiustamente temuti, sono altrettanto vitali. Forniscono l'energia necessaria per affrontare allenamenti intensi e aiutano a ottimizzare la riparazione e la crescita muscolare post-esercizio. Carboidrati complessi come avena, riso integrale, patate dolci e pasta integrale dovrebbero essere la base del consumo di carboidrati, distribuiti equamente nei pasti principali della giornata, in particolar modo prima e dopo l'allenamento.

I grassi sani non devono essere trascurati. Contribuiscono alla salute ormonale, essenziale per la crescita muscolare. Incorporare fonti di grassi insaturi come frutta secca, semi, avocado e olio d'oliva può aiutare a mantenere equilibrati i livelli ormonali e migliorare l'assimilazione di vitamine liposolubili, essenziali per la salute generale e il funzionamento del corpo.

L'idratazione è un altro pilastro fondamentale. L'acqua è cruciale non solo per il mantenimento delle funzioni corporee generali, ma anche per ottimizzare la sintesi proteica e supportare i volumi plasmatici durante l'allenamento, cosa che può incidere positivamente sulla prestazione e sulla crescita muscolare.

Infine, la tempistica dei nutrienti riveste una particolare importanza. Consumare la giusta combinazione di proteine e carboidrati immediatamente dopo l'allenamento può significativamente influenzare il recupero muscolare e la crescita. Stare attenti a questo "finestra anabolica" può fare la differenza nel vostro progresso verso l'aumento di massa muscolare.

Creare un piano alimentare per l'aumento muscolare non è solo una questione di cosa o quanto si mangia, ma anche di quando e quanto spesso. Monitorare le reazioni del proprio corpo ai vari regimi alimentari, adattandoli di conseguenza, vi permetterà di trovare l'equilibrio perfetto per le vostre specifiche necessità e far crescere i muscoli in modo efficace e sano.

Adattare il Piano per Diete Vegetariane e Vegane

Per gli atleti che hanno scelto un regime alimentare vegetariano o vegano, personalizzare il piano nutrizionale per integrare tutte le esigenze nutrizionali richieste dall'alto livello di attività fisica può sembrare un compito arduo. Tuttavia, con le adeguate conoscenze e una pianificazione attenta, è possibile raggiungere un eccellente bilancio nutritivo che supporti ogni aspetto delle prestazioni atletiche.

Uno degli aspetti più critici nell'elaborare un piano alimentare per i dieti vegetariani e vegani è garantire un'adeguata introduzione di proteine complete. Questo non significa soltanto cercare alternative alla carne, ma combinare diverse fonti vegetali per assicurare un apporto completo di tutti gli aminoacidi essenziali. Alimenti come quinoa, amaranto, tofu, tempeh, lenticchie, ceci, e vari tipi di fagioli, possono essere magistralmente integrati nei pasti per raggiungere tale scopo.

Un altro punto focale è l'assunzione di vitamina B12, tipicamente presente in alimenti di origine animale. La carenza di questa vitamina cruciale può portare a significative complicazioni di salute, ma può essere efficacemente prevenuta integrando la dieta con alimenti fortificati come cereali, bevande vegetali e integratori specifici, sempre dopo aver consultato un professionista della salute.

Per i grassi essenziali, la sfida è assicurare quantità adeguate di acidi grassi Omega-3, che nei regimi vegetariani e vegani sono principalmente derivati da fonti come semi di lino, semi di chia, noci e oli come quello di canapa e di alghe. Questi elementi non solo contribuiscono alla salute cardiovascolare e alla funzione cerebrale, ma anche alla riduzione delle infiammazioni, aspetto cruciale per la recuperazione post-allenamento.

L'integrazione del ferro è un'altra considerazione vitale, soprattutto per gli atleti che seguono diete esclusivamente vegane. Il ferro, che in un contesto non carnivoro è presente sotto forma di ferro non-eme, potrebbe essere meno facilmente assorbibile. Pertanto, abbinare fonti di ferro come spinaci, legumi e semi di zucca con alimenti ricchi di vitamina C come agrumi, peperoni e broccoli può aumentare significativamente l'assorbimento di questo minerale indispensabile.

Infine, è importante non trascurare l'idratazione e l'apporto calorico totale. Le diete a base vegetale possono essere molto ricche di fibre e quindi molto sazianti, il che è ottimo per mantenere un peso salutare, ma può essere una sfida quando si necessita di un surplus calorico per l'energia durante intensi periodi di allenamento. Assicurarsi di includere abbondanti fonti energetiche, come frutti oleosi, avocado, e cereali integrali, sarà fondamentale per mantenere l'equilibrio energetico.

Adattare il piano nutrizionale per chi segue una dieta vegetariana o vegana richiede una riflessione approfondita e un'attenzione particolare alle fonti di cibo. Ciò nonostante, con un'attenta pianificazione, questo stile alimentare può supportare e addirittura migliorare le prestazioni atletiche, essendo ricco di nutrienti salutari, pieno di varietà e rispettoso dell'ambiente.